中国农民卫生保健丛书

农村饮食饮水健康

主　编　薛元坤
编　著　张　军

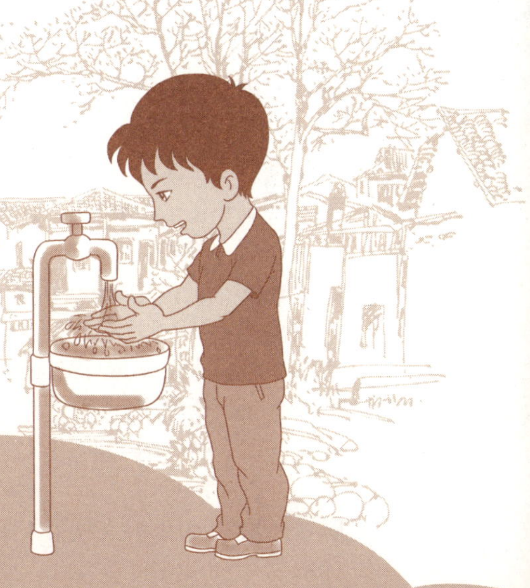

人民卫生出版社

图书在版编目（CIP）数据

农村饮食饮水健康 / 薛元坤主编 .—北京：人民卫生出版社，2019

（中国农民卫生保健丛书）

ISBN 978-7-117-27947-5

Ⅰ.①农… Ⅱ.①薛… Ⅲ.①农村－食品卫生②农村给水－给水卫生 Ⅳ.①R155.5 ②R123.9

中国版本图书馆 CIP 数据核字（2019）第 017133 号

中国农民卫生保健丛书

农村饮食饮水健康

主　　编：薛元坤
编　　著：张　军
出版发行：人民卫生出版社（中继线 010-59780011）
地　　址：北京市朝阳区潘家园南里 19 号
邮　　编：100021
E - mail：pmph @ pmph.com
购书热线：010-59787592　010-59787584　010-65264830
印　　刷：北京铭成印刷有限公司
经　　销：新华书店
开　　本：889 × 1194　1/32　**印张：**4.5
字　　数：79 千字
版　　次：2019 年 3 月第 1 版　2019 年 3 月第 1 版第 1 次印刷
标准书号：ISBN 978-7-117-27947-5
定　　价：18.00 元
打击盗版举报电话：010-59787491　E-mail：WQ @ pmph.com
（凡属印装质量问题请与本社市场营销中心联系退换）

序

农村健康教育工作关系到农民群众的健康，是农村社会发展的重要保证，是农村社会主义精神文明建设的重要环节。在农村开展健康教育工作，增强农民的自我保健意识和能力，有利于提高农民的健康水平，进而促进农村精神文明的建设和整体健康水平，构建和谐社会。

十年前，原卫生部、科技部组织专家编写了针对农民群众的《中国农民卫生保健丛书》，为广大农民送去了健康知识，深受农民群众的欢迎。随着新农村农民群众生活水平的不断提高，生产、生活模式发生了翻天覆地的变化，普及与农民现代新生活紧密相连的健康知识是当务之急。为此，在已出版的《中国农民卫生保健丛书》的基础上，我们针对现代农民新的健康问题增加了新的分册，以给农民群众提供新的权威、科学、实用的健康生活指导。

张家港澳洋医院作为江苏省首家通过第五版JCI认证、中国民营医院百强和中国百家“好口碑”医院，为广大农民服务是其服务基层的重要内容之一；长期以来积极开展农村健康教育工作，经验丰富、成效显著，一直致力于为包括广大农民在内的社会群体提供优质便捷的健康医疗服务，始终坚持“回报社会，造福桑梓”的办院理念，我们组织了一批专业水平高、医疗经验丰富、长期从事医学科普健康教育的专家，精心编写了本套丛书，丛书结合当前农民现代新生活中特有的健康问题，进行了科学、生动、简明和实用的讲解，将先进的医学知识转化为农民大众看得懂、学得会、用得上的健康知识和良师益友。

墨香传健康。我们期望这套丛书能够帮助农民朋友们学会把健康牢牢地掌握在自己手中，实现“治未病，不生病”的愿望，不断提高健康水平，成为“中国梦、健康梦”的惠及者。

张家港澳洋医院

董事长　朱宝元

2016 年 6 月

前言

“国以民为本，民以食为天”，千百年来，农民群众一直在自己生长的土地上生息、生长，繁衍，成就着我们伟大的中华民族。“吃”和“喝”二字一直是人民群众生活中离不开的事，然而其中的卫生知识人们又关注和知之多少呢。本书就是要教会广大农民朋友如何选择自然、卫生的水源以及健康的食品，讲解安全饮食、饮水的知识，食品卫生的常识，学会科学、卫生的饮食、饮水，自觉的维系自身健康。另外因现代化生产，农村工厂增加，化肥增多，环境污染增加，特别是一些食品安全问题，如：“瘦肉精”、“染色馒头”等，我们的农民朋友也应具备这方面知识，提高自我保护能力。本书科学、通俗地讲解了农村中饮水、饮食中常见水源问题，卫生问题，给农民朋友指出了正确卫生的饮水、饮食知识、方法和途径，以提高农民朋友科学、卫生的饮食饮水的知识和能力，提高其健康水平和生活品质，建设幸福、美好的新农村。

渴望健康、快乐、美好生活的农民朋友们，您的新生活应从这里开始。

编著者

2018 年 6 月

目录

一、怎样喝得安全

二、怎样吃得安全

三、健康饮食必备常识

四、农村常见病饮食指导

中国农民卫生保健丛书

农村饮食饮水健康

怎样喝得安全

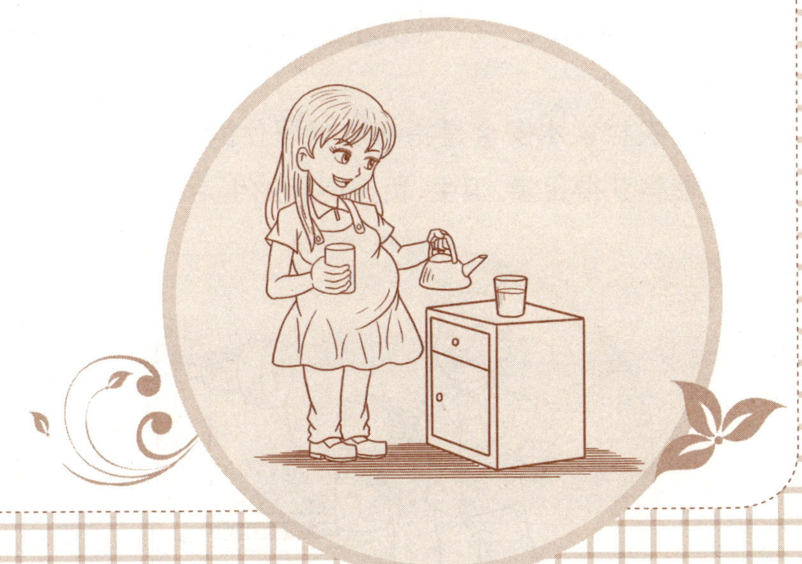

1. 人为什么需要水

水是人类生存必需的物质。人体70%以上是由水组成的。如果一个人不吃东西只喝水,可以维持生命一个月左右。但如断了水,人最多只能活一个星期。一个人一天大约需要饮用1000~1500毫升(约6杯)水,加上饮食中的水,总共需要3000毫升水。只有这样,才能满足身体需要。水是生命之源,人体一切的生命活动都离不开水。科学的饮用卫生、洁净的水对维护健康非常重要。

2. 什么是“农村饮水安全”

农村饮水安全是指在农村居住的居民能够及时、方便得获得足量、卫生、负担得起的生活饮用水。

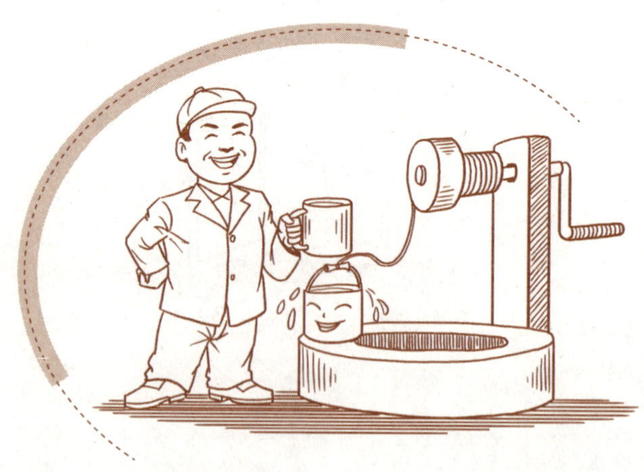

3. 为什么需要安全饮水

人饮用不安全的水会导致生病、癌变、不孕、胎儿畸形或死亡，牲畜饮用不安全的水会导致体质虚弱、生病或死亡，土地灌溉不安全的水会导致农作物减产、生长缓慢或变成对人有毒害而不能食用。因此我们需要积极关注饮水安全。

4. 农村饮水安全主要包括四个方面

(1)饮水卫生，无毒害、无异味，符合《农村实施〈生活饮用水卫生标准〉准则》。

(2)每天可获得的饮用水不少于 20 升。

(3)取水方便，每次取水往返时间不超过 20 分钟。

(4)保证每天都能取到水。如果在饮用水时能达到以上要求，就说明是安全的。

5. 人喝了不卫生的水有什么害处

(1)引起急慢性中毒：水体受化学有毒物质污染后，通过饮水或食物链可能造成中毒，如农药、铅中毒、铬中毒、砷中毒等等。

（2）发生以水为媒介的传染病（介水传染病）：人畜粪便等生物性污染物污染水体后，可能引起细菌性、病毒性传染病，如霍乱、伤寒、痢疾、甲肝、脊髓灰质炎、手足口病等，同时可引起蛔虫、钩虫、血吸虫等寄生虫病。

（3）致癌作用：某些有致癌作用的化学物质，如砷、铬、苯胺等污染水体后，长期饮用含有这类物质的水或食用体内蓄积有这类物质的生物就可能诱发癌症。

6. 饮用的水会被什么污染

饮用水水质不良与水源、管网、给水设备受污染有关。水源污染主要由于自然界影响或人类活动造成，如泥土及表层中的有害矿物质溶入水体中；工业、养殖业和生活等污水的直接排放等。当饮用水受到有毒、有害化学物质或致病微生物的污染，可引起水的颜色、气味、口感产生不适感，并可引发介水传染病和地方病。

7. 饮用的水变色了怎么办

安全的饮水应是无色的，当水有颜色时，不能再饮用。应立即向所在区的卫生监督所反映情况，各级疾病预防控制中心可以对水的质量进行检测。在判明污染原因，消除色度后才能继续饮用。水中的颜色可能是由带色物质（如腐殖酸）、金属、或高色度工业废水污染造成的。《生活饮用水卫生标准》规定：色度不应超过 15 度。

8. 饮用的水有味了怎么办

饮用水一般为无色无味，透明的，如出现：①泥土味、霉味；②氯气味、臭氧味、游泳池味；③草味；④腐烂蔬菜味；⑤水果味；⑥鱼腥味；⑦药味；⑧肥皂、塑料、石油味等。

以上八类嗅味是多提示水已经污染，不能饮用。但自来水由于混有消毒剂而出现氯气味道，是可以正常饮用的。

9. 农村居民应如何判断其自来水有无问题

居民仅能由自来水的外观、气味和尝味来判断自来水水质，一般正常的自来水的外观应是澄清无色、闻起来没有气味（有些微消毒水味是正常现象）、喝起来也没有异味（有些微消毒水味是正常现象）。

10. 井水为什么会变浑

井水变浑一般由于两个原因：①井水的源头受到污染了，如周围有化工厂或加油站等。②地下水的水质变化了，如下雨、地震等。因此如出现井水变浑最好请当地防疫部门进行检测。

11. 地下水能直接喝吗

地下水一般是不可以直接饮用的，就是清凉甘甜，也要到有关部门检测。水质合格才能饮用。以免某些矿物质中毒。如，铅、氧氮、氟化物、氯化物、铁、猛、石油、阴离子洗涤剂、有机氯、亚硝酸盐，氮等。另外有一部分是根本不可以饮用的。但是只要经过处理的，基本是安全的。地下水比较寒凉，最好煮过才饮用。新打出的井水也最好经过有关部门监测后再饮用。

12. 自来水有消毒水味是怎么回事

为确保自来水符合安全卫生，避免水生传染病的发生，供水皆经消毒处理（加氯消毒），并需符合国家生活饮用水卫生标准规定的余氯范围。因此有些人饮用时会感觉到消毒水味，但这对人体健康并无影响，而且已习惯自来水生饮的先进国家的民众到各地旅游时，若当地自来水无此类消毒水味，反而不敢安心饮用。

13. 自来水刚流出时呈牛乳般的白浊，放置一会儿后又变清澈，为什么

这是因为在输送自来水至用户的管线中需加压送水，在加压过程会混入空气，使得从水龙头流出的自来水夹带大量的气泡，看起来白浊，但放置一会儿，气泡自然消失就可变回清澈，这与水质没有任何关系。

14. 成年人每日要喝多少的水

健康成年人每天喝多少水才算适量？一般而言，人体每天通过尿液、流汗或皮肤蒸发等流失的水分，大约是 1500~1800 毫升（约 7~8 杯），因而人们一直认为，每天需要补充 2000 毫升（8 杯）左右的水分。但这 2000 毫升水分不一定都由喝水获得，我们每天吃的各种食物内含有很多水分，应该一并算进去。因此，扣除三餐中由食物摄取的 1000~1200 毫升水分（4~5 杯），我们每天只要再喝 1500 毫升水（约 6 杯），也就足够了。总原则是：一天不能少于 500 毫升，但也不要超过

3000 毫升。痛风、肾结石患者等是需要多补充水分的人。

15. 婴儿、儿童每日要喝多少的水

孩子应该按体重确定喝水量。一般来说，幼儿需要的水除了营养素在体内代谢生成的一部分，以及膳食食物所含的水分(特别是奶类、汤汁类食物含水较多)外，大约有一半的水需要通过直接饮用来满足。6 月以前的母乳喂养的婴儿一般不需要专门补水，通常 1 岁以内婴儿的饮水量应是每日每千克体重 120~160 毫升(约普通玻璃杯半杯)；而 2~3 岁饮水量为每日每千克体重 100~140 毫升。照此推算，处于该阶段的孩子每天需水量大约为 1200~1600 毫升，除去饮食摄入的水分外，还应每天直接饮水至少为 600 毫升。

16. 孕妇如何正确喝水

(1) 每天至少应喝 6~8 杯水(约 4、5 普通瓶矿泉水的量)。另外，每做一个小时的轻微运动要多喝一杯 1 杯水。不能大量喝咖啡、可乐和茶，因为它们可以加速尿液排出，所以，你实际上丢失了水分。

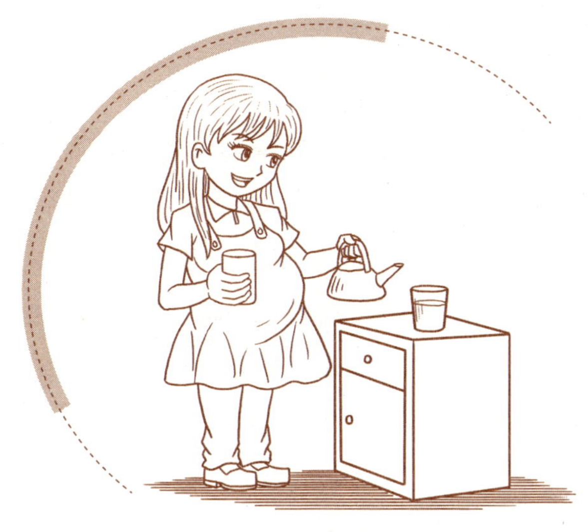

(2)清晨起床喝1杯凉开水。孕妈妈清晨空腹喝1杯新鲜的白开水,可以温润胃肠,使消化液得到足够分泌,以促进食欲,刺激肠蠕动,有利于定时排便,防止痔疮便秘。最好在早饭前30分钟喝,喝200毫升最合适。

(3)不能到口渴时才喝水。口渴说明体内水分已严重丢失,身体缺水已到了一定的程度。孕妈妈饮水应每隔2小时1次,每日6~8次,共120~1600毫升。

(4)选水要有原则。现在市场上的水层出不穷,花样不断翻新,有纯净水、超纯水、太空水、蒸馏水、离子水、富氧水、矿泉水,还有各种果汁、汽水等,不胜枚举。但是,通常情况下,孕妇还是喝普通的温开水或蔬菜汁、水果汁或许更适合需要。

(5)孕妇不能喝以下几种水：

1)孕妈妈不要喝久沸或反复煮沸的开水。例如大锅炉里的开水。因为水在反复烧煮后，水中有害物质的浓度大量增加，长时间引用会引起血液中毒。

2)孕妈妈切忌喝没有烧开的自来水和在热水瓶中贮存超过24小时的开水，因为水中含氯的有机物会不断地被分解成为有害的亚硝酸盐，对孕妇身体的内环境极为不利。

3)孕妈妈不要喝保温杯沏的茶水。如果将茶叶浸泡在保温杯的水中，多种维生素被大量破坏而营养降低，茶水苦涩，有害物质增多，饮用后会引起消化系统及神经系统的紊乱。

4)孕妈妈更不能喝蒸饭或者蒸肉后的“下脚水”。

17. 老年人每日要喝多少水量

一般而言，老年人体力活动较弱，应在不口渴的情况下再补充4~5杯水，比较符合需求量。老年人补充水分的意识低下，容易因脱水而引起疾病加重，不能单凭口渴来判断喝水的时机，要主动有意识地补充些水分。喝水要注意小口一点点地喝，喝温水，每隔一段时间就喝一些，也不用喝得过多，如果身体出现不舒服，就不要强制自己补水了。此外，有些人不爱喝水，可适当用淡茶水代替。在医生的指导下，阳虚质者可以煎一些人参汤代水喝；气虚质者可以适当喝些白术或党参煮汤代水喝；痰湿质者则是苡米或扁豆煮汤代水。但要注意脾胃的调理，不要一味喝凉茶或药材熬水。

18. 饮水水量不足会有什么危害

饮水不足会导致慢性脱水，会给健康带来一定的危害。以婴儿、老人和紧张忙碌的上班族为主要人群。如果经常感到头痛、腰痛、背痛，却又找不到什么原因，这很可能是由于身体缺水引起的。研究发现，充分补充体内水分后，很多人的慢性疲劳综合征及背痛、腰痛等疼痛症状会相对减轻。如果喝水，最好喝凉开水或淡茶水。凉开水中特有的生物活性物质可以增加血红蛋白，改善人体免疫功能，常喝凉开水让人不易感到疲劳。大多数人都饮水不足，当产生口渴的感觉时，已经处于轻度脱水状态了。而且，大部分人一旦口渴的状态得到缓解，就会停止饮水，但其实身体只得到了所需水量的一半。所以，即使感觉不到渴时也要定时饮水。

19. 饮水过多会有什么危害

水对人的健康十分重要，不恰当的补水，也会引起水中毒。而水中毒的结果就是低钠血症（也就是盐分不足），主要表现为颜面部及腿部水肿。在急慢性肾功能不全少尿期，因为肾脏排水功能急剧降低，假如入水量不加限制，则会引起水在身体内潴留；严重心力衰竭或者肝硬化时，因有效循环血量与肾血流量减少，肾脏排水也明显减少，如果增加水负荷亦易引起水中毒。当心脏功能不足、甲状腺功能减退、慢性肾衰竭、服用某些药物时，不恰当的喝水则会引起水中毒。这时，应该在大夫的指导下适当控制喝水。

20. 是不是“口渴时候”再喝水

喝水不仅是为了解渴，而是让其参与新陈代谢，被人体吸收，当人体缺少体重 2% 的水分时就会感到口渴，这时体内的血液浓度已经增加，心脏的负担加大，影响新陈代谢的正常进行，长期缺水还容易发生心脑的供血不足和血栓的产生，引发白内障，导致有害物质在体内蓄积，提高泌尿系结石发病率，增加结肠癌的高风险性，以及头痛、情绪不稳和全身性轻微疼痛和不适。同时,越不注意喝水,喝水的欲望就会越低,人就会变得越来越“干旱”。因此,不管渴不渴都要及时补水。外出时手里带上一瓶水,随时喝一口;在上班或在田地里干活时也要准备好水,见缝插针,有机会就喝。

21. 喝什么水好

最好的饮料就是温开水。从健康的角度来看,白开水是最好的饮料,它不含卡路里,不用消化就能为人体直接吸收利用,一般建议喝 30℃以下的温开水最好,这样不会过于刺激肠胃道的蠕动,不易造成血管收缩。含糖饮料口感虽好,但会减慢肠胃道吸收水分的速度,长期大量地喝含糖饮料,对人体的新陈代谢会产生一定不良影响,每天摄入量应控制在一杯左右,而对于糖尿病人和比较肥胖的人来说,则最好不要喝这类饮料。

22. 服药时为什么必须掌握饮水量

口服药有多种剂型,服用不同剂型的药物,送服时需要的水量也不尽相同。

(1)冲剂:中药冲剂是在中医汤药的基础上发展而来的,用水冲开后即相当于煎好的汤剂,所以我们需要参照煎制汤药的方法,饮用中药冲剂每次用水 150

毫升(约半玻璃杯)就可以了。例如感冒清热颗粒，用150~180毫升(约半杯水)冲开服下，再用一口水漱漱口即可。但西药中的散剂不在此列，例如蒙脱石散只需50毫升水冲服即可。

(2)一般的口服剂型：例如大部分片剂，通常用150~200毫升(约半杯)水送服即可。用水太多会稀释胃液，加速胃排空，反而不利于药物的吸收。胶囊至少用300毫升水送服，防止遇水会变软变黏，服用后易附着在食管壁上，造成损伤甚至溃疡，并且，咽下时应稍稍低头，胶囊会更顺利地服下。

(3)特殊药物：一些对消化道有刺激的药物，例如四环素类药物，不论剂型如何，均要加大送服的水量，以减轻对消化道的刺激。还有些药物的代谢过程比较特殊，服用期间也需要饮用较多的水，例如磺胺类药物(例如SMZ)和喹诺酮类药物(例如左氧氟沙星)，代谢时易在尿中析出结晶，损伤泌尿系统，因此服药期间必须大量喝水。还有一部分口服止咳糖浆类药物及硫糖铝和氢氧化铝凝胶是治疗胃溃疡的常用药不宜马上饮水。

23. 不能用开水冲服的药

用白开水送服药物是个常识，但用50~60℃以上的热水服药会使部分药品遇热后发生物理或化学反应，进而影响疗效。以下六类药物建议温水或凉开水服药：

（1）**止咳祛痰糖浆类：**如急支糖浆、复方甘草合剂、蜜炼川贝枇杷膏等，患者服用后，糖浆或浸膏会在发炎的咽部黏膜表面覆盖一层保护膜，从而快速控制咳嗽，缓解症状。如果用热水冲服，更易降低糖浆的黏稠度，影响保护膜的疗效。

（2）**助消化类：**如胃多酶片、酵母片、蛋白酶合剂、胰蛋白酶等，均含有助消化的酶类。酶是一种活性蛋白质，遇热后会凝固变性。

（3）**含活性菌类：**合生元（儿童益生菌冲剂）含有嗜酸乳酸杆菌和双歧杆菌乳、乳酶生含有乳酸活性杆菌，整肠生含有地衣芽孢杆菌，妈咪爱含有粪链球菌和枯草杆菌。此外，酵母片也含有用于防病治病的活性菌。遇热后活性菌会被破坏。

（4）**活疫苗：**如小儿麻痹症糖丸，含有脊髓灰质炎减毒活疫苗，服用时应当用凉开水送服，否则疫苗灭活，不能起到免疫机体、预防传染病的作用。

（5）**维生素类：**如维生素 C、维生素 E 等，其成分不稳定，遇热后易被还原、破坏，而失去药效。

（6）**清热类中成药：**此时不宜用热水送服。用凉开水送服则可增加清热药的效力。

24. 不宜用水或少用水送服的药物

(1)胃黏膜保护剂:如氢氧化铝、硫糖铝片、枸橼酸铋钾等,会覆盖于胃的溃疡面,形成保护膜,阻止胃酸、胃蛋白酶和胆汁酸的渗透与侵蚀。在服药后及半小时内不能喝水,因为短时间内大量喝水,会破坏刚刚形成的保护膜。

(2)苦味健胃剂:例如复方龙胆酊利用其苦味,通过舌头的味觉感受器,反射性地促进胃液分泌来增进食欲,故不宜多喝水,以免冲淡苦味而影响药效。

(3)只需直接嚼碎后吞服,无需喝水药:例如碳酸氢钠片、复方氢氧化铝片、硫糖铝片、乳酸菌素片、酵母片、复方甘草片、复方木香铝镁片等。

(4)止咳糖浆类:由于止咳糖浆会黏附在咽部,直接作用于病变部位。如果水喝过多,会把附在咽部的药物冲掉,使局部药物浓度降低,影响药效发挥。如果觉得口干,至少应在服药半小时后再喝水。

(5)西药冲剂:如蒙脱石散剂(思密达),只需 50 毫升的水冲服即可,服前、服后不可以大量饮水,否则影响其吸附力。如口服补液盐(散剂)应严格按说明书规定配制,不另喝水。溶液过浓反可引起腹泻而过稀则效差。

25. 应多喝水送服的药物

以下几类药服用时必须多喝水，减轻不良反应：

（1）平喘药：服用茶碱或茶碱控释片、氨茶胆茶碱、二羟丙茶碱等，由于其具有利尿作用，使尿量增加多而易致脱水，出现口干、多尿或心悸；哮喘者又往往同时伴有血容量较低。因此，宜多喝白开水。

（2）某些抗生素：如磺胺药如复方磺胺甲噁唑（复方新诺明）及氨基糖苷类抗生素如链霉素、庆大霉素等对肾脏的毒性大或会出现尿道、肾、输尿管结石。

（3）退热药：如巴米尔、安乃近等，主要通过排汗退热，多喝水，以便排汗和降温，否则因出汗过多可造成水电解质平衡失调或虚脱。

（4）抗痛风药：应用排尿酸药苯溴马隆、丙磺舒、别嘌醇时应多饮水，以防止尿酸在泌尿道沉积形成结石。

（5）排尿结石药：不论服用西药消石素、消石灵或中成药排石汤、排石颗粒，都宜多饮水，保持每日尿量在 3000 毫升（约 7~8 次）左右，以冲洗尿道，减少尿盐沉淀的机会。

（6）利胆药：如消炎利胆片等能促进胆汁分泌和排

出，有助于排出胆道内的泥沙样结石和胆结石术后少量的残留结石。因此，服用期应尽量多喝水，避免腹泻脱水。

26. 为什么不宜用茶、饮料、牛奶等送服药物

（1）**果汁送服药物隐患多：**许多药物会与果汁发生反应，如小儿发热时常用的退热药，治疗高血压和预防心脏病的心得安，某些抗生素如红霉素、麦迪霉素及止泻保护胃黏膜的药如黄连素，碱性药物苏打、氢氧化铝等。因此，在不确定果汁成分和药物反应之前，应尽量用温水送服药物，不要用果汁或其他酸性饮料送服。

（2）**茶水送服药物降低药效：**医生多嘱咐患者不要用茶水送服药物，这主要是考虑茶中的某些成分与药物产生反应影响药物疗效。如罗红霉素、阿奇霉素、利福平、麻黄素、阿托品、地高辛、阿司匹林、安定片、胃蛋白酶、淀粉酶、胰酶、酵母、乳酶生、人参、黄连、黄柏、麻黄、元胡、防己等不能用茶水送服的药。但抗过敏药如扑尔敏、去敏灵、苯海拉明、赛庚啶，以及含有抗过敏成分的感冒，多有感到困倦乏力的副作用，白天会导致工作效率下降。若用茶水送服，能不同程度地消除这些不适，可以用茶水送服的药。

(3)牛奶送服药物坚决不用：牛奶或奶制品送服某些药物会如发生严重的意外，如心衰病人服用洋地黄、地高辛等药物容易产生中毒反应，高血压病人使用优降宁可能引起血压骤升，甚至持续性升高，而引发心脏、脑血管意外。服用四环素、土霉素等抗生素时，会降低药物的疗效，甚至完全失效，影响治疗效果。因此，对于广大农民朋友，不建议用牛奶或奶制品服药，最好在服药半小时内避免大量饮用牛奶或奶制品。

27. 运动时怎样补水

随着农村生活改善，运动健身已成为农民朋友热爱的活动，如何在运动中补充水分是十分重要的事情。那么，运动时究竟该怎样喝水比较好？

运动前中后都有适当补水，盲目喝水有危害。补水过少，会导致脱水而晕厥，补水过量会导致“水中毒”，而出现无力、恶心、呕吐及头脑肿胀感。因此，在运动时主张：少量多次补水，运动前适当补水。

(1)运动前补水：运动前 30~120 分钟补充 300~500 毫升(约 2 杯)水，补充低温运动饮料效果更好。因为低温运动饮料有助减少体温上升的幅度，有效延缓脱水的发生。

(2)运动中补水：少量多次。每隔 15~20 分钟补充大约 150 毫升左右(约半杯)水为宜。

(3)**运动后补水:**仍以少量多次饮用为原则,不可暴饮。如运动量大,以摄取含糖、电解质饮料效果最佳。一般情况下,如果运动量不大、出汗不多,补充纯水如白开水或者淡茶水已经足够。

28. 什么人慎食冷饮

夏季到了,冷饮为防暑降温佳品,但以下人群应慎用冷饮。

(1)**老人和幼儿:**这类人群由于体质较弱,吃大量冷饮后可能会出现口腔发麻、肌肉痉挛;由于胃肠冷热刺激而易发生腹泻、腹痛等症状。

(2)**肥胖患者:**冷饮中含糖多,会使身体更加肥胖,易诱发脂肪肝和血脂升高。

(3)**龋齿、牙质过敏患者:**这类病人吃冷饮会诱发牙痛。

(4)**咽喉炎、支气管炎、哮喘、关节炎患者:**在冷饮刺激下,这部分人可能咽喉部炎症加重或诱发咳嗽,或引起旧病复发。

(5)**十二指肠溃疡、慢性胃炎、结肠炎、胆囊炎、消化不良患者:**这些病人的消化系统功能较差,吃冷饮后容易刺激胃肠黏膜,加重病情。

(6) **高血压、冠心病和动脉硬化患者：**这类病人如大量食用冷饮，使血管收缩，加重病情，易诱发脑溢血。

(7) **糖尿病患者：**冷饮料一般含糖较多，可使血糖升高，导致病情加重。

(8) **肾病患者：**冷饮里有大量香精、色素香料等成分，会加重肾脏排毒负担，加重浮肿等症状。

中国农民卫生保健丛书

农村饮食饮水健康

二 怎样吃得安全

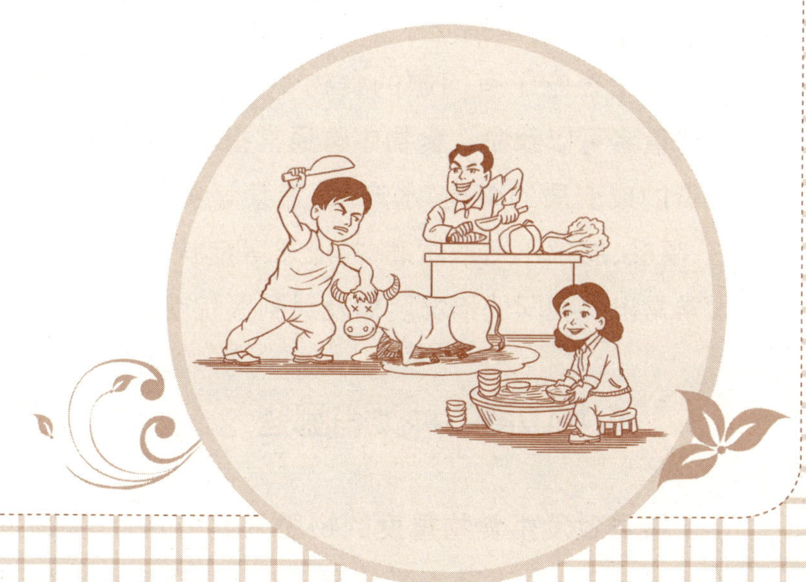

1. 如何健康饮食

健康饮食就是叫人吃出健康，如何吃出健康，要做到：①种类丰富，不能只吃荤不吃素，也不能只吃素不吃荤；②适量吃饭，不能暴饮暴食，也不能为了减肥忍饥挨饿；③按时吃饭，一天三顿，按时进食，特别是早餐最重要。

2. 什么是食物中毒

食物中毒：是指吃了不洁或有毒食物而导致的疾病。通常在吃了有问题的食物1~72小时内发病，病情严重者可以致命。食物中毒通常指吃了进食了含有有毒的或变质的肉类、水产品、蔬菜等食物后，出现恶心、呕吐、腹部不适或腹痛、拉肚子等症状，一起吃饭的人常常出现相同的情况。需及时到医院就诊。

3. 食物中毒的种类有哪些

按导致发生食物重度的物质分类可分为：①细菌性食物中毒；②真菌毒素中毒；③有毒动植物食物中毒；④化学性食物中毒，如重金属、亚硝酸盐及农药中毒等。

4. 食物中毒的常见原因有哪些

(1)食物被病原体(细菌、病毒、霉菌)污染后，急剧繁殖产生大量活菌或毒素。

(2)化学毒物污染了食品，如农药污染蔬菜。

(3)食品本身在一定条件下含有天然有毒成分，如河豚含河豚毒素等。

(4)食品贮藏不当产生毒素，如土豆发芽产生龙葵素，腌酸菜中产生亚硝酸盐等。

(5)由于疏忽大意而误买误吃，如误将工业盐当成食用盐，卤水误当醋使用等。

5. 生活中如何防范食物中毒

(1)有良好卫生习惯，养成饭前、便后、加工食品前洗手习惯。外出不便洗手时一定要用酒精棉或消毒餐巾擦手。

(2)餐具要卫生，餐具要自己用自己的，饭后将餐具洗干净存放在一个干净的塑料袋内或纱布袋内。

(3)饮食要卫生，生吃蔬菜、瓜果、梨桃之类食物一定要洗净皮。不吃变形、变味、变色食品和包装破损或异常的食品(如涨罐),不食用腐、病死的禽、畜肉。剩饭菜食用前一定要热透。

(4)生、熟食品要分开,切过生食的刀和案板一定不能再切熟食,摸过生肉的手一定要洗净再去拿熟肉,避免生熟食品交叉污染。

(5)粮谷类及油脂要存放在通风、干燥、避光的地方,做好防霉、防虫、防鼠工作。海蜇等产品宜用饱和食盐水浸泡保存,食用前应冲洗干净。对不熟悉的野生动物不要随意采捕食用,不熟悉的野生蘑菇不能吃。扁豆一定要焖熟后食用。敌敌畏杀虫剂和灭鼠药等不能与食物放在一起。

(6)冰箱保存食品要严格分类分区,不能冷热混放,如,生鲜食品(鱼、肉、海鲜)应存放在冷藏室;加工食品不吃要放在冷冻室,并严格遵守保存时间。隔顿、隔夜的食物要存放于冰箱内,食用前须彻底再加热。

(7)购买食品时要查验食品的“生产日期”“有效期”“保质期”等食品安全标识。坚决不买不用过期、伪劣、假冒(如勾兑假酒等)食品。优先选用有“QS”认证标识食品。购买熟食一定要到有卫生许可证和冷藏设施的超市或零售店购买,购买时要观察其色泽、气味。尽量少购路边摊贩出售的自制熟食、凉拌菜、豆制品等。

6. 什么是细菌性食物中毒

细菌性食物中毒是因吃了被细菌或其毒素污染的食物而引起的如恶心、呕吐等表现的急性感染中毒性疾病，一般同时吃饭的人会一起发病，夏秋季常见。

7. 细菌性食物中毒有哪些特征

(1)在同一时间集体进食后先后发病，比如在食堂、饭店、农村自办的酒席。

(2)食后发病时间短，突然发病，一般表现为恶心、呕吐、大便多、浠水便，但也有以咽部不适、吞咽困难、呛咳、眼球不能活动、视物不清为主要表现。

(3)起病到恢复时间较短，多数在2~3日内自行好转，但也有病情重的，需要住院治疗。

(4)多发生于夏秋季。

8. 什么是胃肠型食物中毒，如何预防

在夏秋季节，吃了被细菌污染的食品后，短时间出现以恶心、呕吐、腹痛、腹泻为主要特征的食物中毒称胃肠型食物中毒。胃肠型食物中毒的预防：①禁止食

用病死禽畜，肉类、乳类在食用前应注意冷藏。②接触熟食的一切用具要事先流水洗净，加工生鱼肉的刀、板应经清洗、消毒才能用于切熟食。肉要煮透，蒸煮螃蟹要在沸水中充分煮透。吃剩的螃蟹存放超过6小时者应再煮一次才能吃。禽蛋应煮沸8分钟以上。③生鱼、生肉和蔬菜应分开存放。剩余饭、菜等要存放在通风清凉处所，以防变馊，食前须彻底加热。④消灭苍蝇、鼠类、蟑螂和蚊虫。

9. 什么是毒素型食物中毒，如何预防

吃了被肉毒杆菌外毒素污染的食物而引起的以视力模糊、复视、咽痛为主要特征的食物中毒叫毒素型食物中毒。多见于腌肉、腊肉、猪肉及制作不良的罐头食品，部分地区曾因食用豆豉、豆瓣酱、臭豆腐及不新鲜的鱼、猪肉、猪肝而发病。从进食到发病时间约6小时~10天，一般1~4天。起病突然，初期可有头痛、头昏、眩晕、乏力、恶心、呕吐；稍后出现视力模糊、视物重影、眼睑下垂、口腔及咽部潮红，伴有咽痛，部分病人可出现由于咽肌麻痹、瘫痪导致呼吸困难。由于颈肌无力，头向前倾斜或倾向一侧。泪腺、汗腺及唾液腺分泌先增多后减少。常有顽固性便秘、腹胀、尿潴留。病程中神志清楚，感觉正常，不发热。如出现上述表现应立即到当地医院

就诊，否则可能会出现危及生命的症状出现。

预防应注意：①自制发酵酱类时，原料应清洁新鲜，腌之前要充分冷却，盐度要达到 14% 以上，要经常日晒，充分搅拌，使氧气供应充足。②慎吃生酱和变质的臭豆腐，生酱应加热后再吃。③食品罐头的两端若有膨胀现象或内容物有色、香和味改变者，应禁止食用。

10. 吃病死猪肉有什么危害

（1）猪的病情一般是“猪三疫”，即猪瘟、猪丹毒、猪肺疫，导致这些病情的病毒是多样的，有些病毒则是人畜共染，例如猪丹毒。如果人吃了这样疾病而死的猪就有可能出现疾病。

（2）病死的猪均未经过检疫，可能含有超标准的有害病原微生物或被其他的猪污染，就有可能患上口蹄疫、寄生虫病。

（3）病死的猪一般都会使用药物，体内会残留有药物，这些兽药会对人体产生一定的危害。至于母猪肉，一些母猪肉的质量不好，有很多打抗生素，这对人体是有害的。

（4）猪链球菌感染导致死亡的猪会导致人患病，例如自 2005 年 6 月下旬以来，四川省资阳市相继发生了以急性起病、高热、伴有头痛等全身中毒症状的病例，重者出现中毒性休克、脑膜炎。疫情是由猪链球菌感染引起，仅半个月四川省就累计人－猪链球菌感染的病例204人，死亡38人。患病或死亡者均有与病死猪接触史（宰杀或吃肉）。

11. 农村自办酒席应注意什么

农村有红白喜事，一般自办酒席，而自办酒席食物中毒事件时有发生，严重威胁农民健康，绝不可忽视。为避免发生食物中毒，自办酒席时要注意以下几个卫生问题：①宴席场所和食物加工场所要卫生干净，厨房内外环境无污染物，设置必要的防蝇、防鼠、防尘设施和冷藏设施。②用水卫生，事先要检查水源，井水要消毒，并做好水源地防护。③要到正规农贸市场购买食品，不买腐败变质食品，购买食品时要查看生产日期、保质期，要发票。④来帮忙的或聘请来的加工食品的人员应有健康证明，并在近3天内没有患过任何传染性疾病。⑤生熟食品要分别加工、存放；加工生熟食品时要分别洗手，防止交叉污染。⑥冷冻食品要彻底解冻后再使用，食品要煮熟，特别是肉要煮透，不吃半生不熟的豆角。⑦餐具应使用专用水池（盆）洗刷干净，用前消毒。⑧常温下放置超过2小时以上的熟食不能再吃。冰箱保存的食品再吃时一定要热透。尽量避免吃剩饭剩菜。

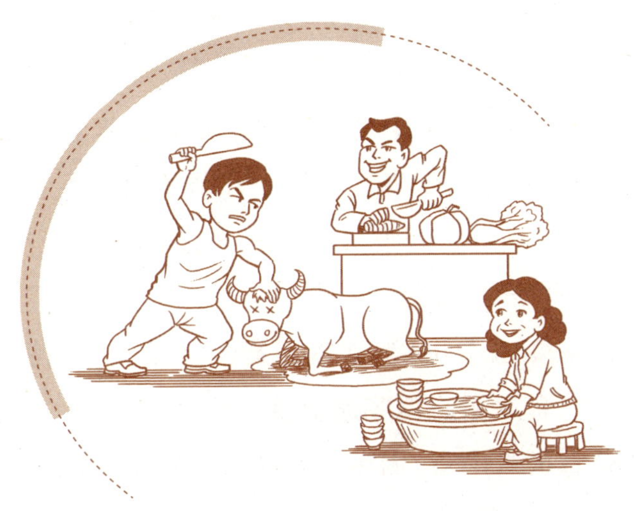

12. 什么是霉菌性食物中毒

真(霉)菌性食物中毒是吃了被真菌毒素污染的食物(大多数真菌毒素不容易被烹煮的高温所破坏)而引起以恶心、呕吐、腹胀、腹痛、腹泻为主要症状的食物中毒,可出现体内各器官系统(肝、肾、神经、血液)的损害。食后发病时间短。常见真菌性食物中毒主要有:

(1)黄变米中毒:大米、小麦、玉米被青霉菌等污染变黄,其毒素食入后引起神经麻痹、惊厥或呼吸麻痹而死亡。

(2) **霉甘蔗中毒：**食后发病快，约 15 分钟左右出现头晕、头痛、恶心、呕吐、腹痛及腹泻。部分病人出现神经系统症状如眩晕、阵发性痉挛、瞳孔散大。3 天后体温升高，可持续 1~9 天，严重者出现肝、肾损害。

(3) **黄曲霉毒素中毒：**黄曲霉毒素由黄曲霉菌产生，它多寄生于玉米、花生、大米、小麦等粮食及食用油中。急性中毒可引起肝大、压痛、黄疸、肝功能异常及肾的损害，1 周左右死亡。慢性中毒可引起肝的癌变。

(4) **灰变米中毒：**半裸镰刀霉菌污染大米，使之变为灰褐色，食后引起胃肠道症状。

(5) **霉玉米中毒：**因镰刀霉菌及青霉菌是由于污染玉米引起的，主要为胃肠道症状。

(6) **赤霉毒素中毒：**小麦污染赤霉菌后，小麦变红色，食后 10~36 小时出现恶心、呕吐、眩晕。

13. 黄曲霉毒素急性中毒有哪些危害，如何预防

黄曲霉毒素是世界卫生组织（WHO）的癌症研究机构划定为 1 类致癌物，是目前已知最强致癌物之一。最常见存在于霉变的花生、花生油、玉米、小麦，大麦、大米和果仁等食物中。食用受黄曲霉毒素污染的食品，会出现急性中毒。临床表现以黄疸为主，并有呕吐、厌

食和发烧等症状。重症者在 2~3 周后出现腹水、下肢水肿，甚至死亡，死亡前出现胃肠道出血。少量持续性进食受黄曲霉毒素污染的食品能诱发胃癌、肾癌、直肠癌及乳腺、卵巢、小肠等部位的肿瘤。

食品的防霉去毒措施有：

（1）**防霉**：控制粮食含水量在 12%~13% 以下即可防霉，保持米粒及花生外壳的完整，使用化学熏蒸剂，对防止霉菌侵染也有一定作用。

（2）**剔除霉变粮粒**：因毒素主要集中在霉变的粮粒中，凡表面长有黄绿色霉菌，或破损皱缩、变色、变质的花生米和玉米，都有可能污染黄曲霉毒素。在食用前应仔细挑选，剔除霉变粒，可预防黄曲霉。

（3）**提高加工精度**：被黄曲霉菌污染后，稻谷中的毒素主要集中在米糠层，玉米中的黄曲霉毒素主要集中在皮层和胚中，如在加工时去除米糠层或玉米的皮层和胚中，可预防黄曲霉污染。

（4）**反复水洗**：资料证明被污染上黄曲霉菌的大米用清水反复搓洗五六次，一直洗到水清时再煮饭，可除去大部分毒素。

（5）**食物加热**：实验证明蒸煮、爆炒或油炸可减少一部分黄曲霉毒素。吃饭前对食物加热蒸煮可预防黄曲霉污染。

14. 为什么不能吃霉变的地瓜

地瓜又称甘薯、红薯，由于存放不当，可由于霉菌作用使表面出现黑褐色斑块，变硬、变苦，习惯叫做黑斑病。这种地瓜人吃了就会中毒。人如果一次吃入多量的霉变地瓜，轻者出现恶心、呕吐、腹痛、腹泻、头晕、头痛；重者则出现痉挛、嗜睡、昏迷、瞳孔散大，甚至死亡。因此，地瓜一旦发生霉变，一定要教育孩子不能吃。如果一块地瓜只有一小部分发生了霉变，可以把霉变的部分及其周围挖掉，食用无霉变的部分。霉变较严重的地瓜，就应当将其扔掉。

15. 为什么不能吃霉变的甘蔗

霉变甘蔗中毒是指食用了保存不当而霉变的甘蔗引起的急性食物中毒。常见于我国北方地区的初春季节，霉变的甘蔗表面看色泽发乌，切开看发黄，甚至变成棕褐色或黑色，结构疏松，具有酸败味或酒糟味，有时还会略带辣味。霉变甘蔗带有一定的毒性，人吃了会引起中毒，食后发病时间短，最短仅十几分钟，首先表现为上吐下泻，较重的有神经系统症状，如抽搐、出汗、流口水、四肢颤抖、大小便失禁等。重症病人在抽搐过后即进入昏迷期，甚至可能由于呼吸中枢麻痹而死亡。有的可引起严重神经系统后遗症。已经霉变的甘蔗绝对不能吃，即使仅一节或一部分霉变，整根甘蔗也不能再食用。

16. 什么是有毒动植物食物中毒

有毒动植物中毒是指一些动植物本身含有某种天然有毒成分；或由于贮存条件不当形成某种有毒物质被人食用后引起的中毒。自然界中有毒的动植物种类很多，所含的有毒成分复杂，常见的有毒动植物品种有河豚中毒、青皮红肉鱼中毒、毒蘑菇中毒、苦杏仁中毒、木薯中毒、发芽马铃薯中毒、豆角中毒、生豆浆中毒等。

17. 为什么吃河豚会引起中毒

河豚又称钝鱼、气泡鱼，种类繁多，肉质十分鲜美，内脏和血里却含有毒性强烈的河豚毒素和河豚酸，经炒、煮、炸、腌均不能有效破坏，所以又有“拼死吃河豚”的说法。河豚毒素及河豚酸，为剧毒成分，它主要存于河豚的卵巢、睾丸、肝脏及鱼子中，有时肉中也有此毒素，中毒表现为呕吐、恶心、一般无腹痛，胸闷，呼吸急促、困难，紫绀，最后呼吸麻痹，皮肤感觉、味觉、听觉迟钝，口唇、舌尖、指端麻木，甚至麻痹。身体摇摆，直立、坐立、步行困难，重症者吞咽困难，张口结舌，语言不清，瞳孔散大和对光反射消失。血压下降，休克，呼吸停止，一般 4~6 小时死亡，最快者 10 分钟死亡。因此，食用河豚时建议到当地政府指定的餐馆进食。

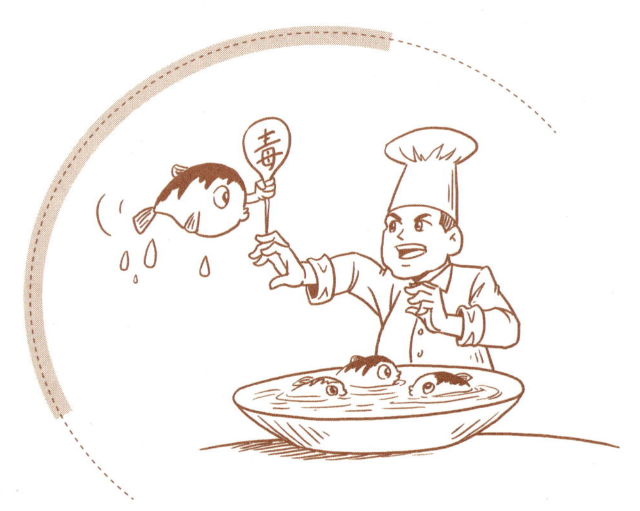

18. 吃有毒贝类中毒有哪些表现

有毒贝类引起食物中毒由于含有不同毒素，因而表现也各异，一般有以下几种类型：

(1) 肝型：引起中毒的贝类有蛤仔、巨牡蛎等，有毒部分为肝脏。食后发病时间 12 小时至 7 天，一般 24~48 小时。开始表现为腹胀、恶心、呕吐、腹痛、疲倦，亦可类似轻度感冒症状。常伴有粟粒大小出血斑，红色或暗红色，多见于肩胛部、胸部、上臂、下肢等。重者甚至发生急性肝萎缩、意识障碍或昏睡状态，预后不良，多有死亡发生。

(2) 神经型：即麻痹性贝类中毒，引起中毒的贝类有贻贝、扇贝、蛤仔、东风螺等。食后发病时间 5 分钟至 4 小时，一般为 30 分钟至 3 小时。早期有唇、舌、手指麻木感，进而四肢末端和颈部麻痹，直至运动麻痹、步态蹒跚，并伴有发音障碍、流涎、头痛、口渴、恶心、呕吐等，严重者因呼吸麻痹而死亡。

(3) 日光性皮炎型：由食泥螺而引起。食后发病时间 1~14 天，一般 3 天。开始面部和四肢的暴露部位出现红肿，并有灼热、疼痛、发痒、发胀、麻木等感觉。后期可出现瘀血斑、水疱或血疱，破溃后引起感染。可伴有发热、头痛、食欲不振。

19. 为什么大量生食果核仁和木薯可中毒

果核仁及木薯中均含有某种化学成分，当大量食用后，会在体内形成氰化物，而氰化物是剧毒物质，从而引起人氰化物中毒。果核仁中毒多见于儿童因不了解毒性，生吃苦杏仁，而木薯中毒原因是农民朋友不了解木薯的毒性，生食或食入为熟透的木薯，或喝洗木薯的水、煮木薯的汤而引起中毒。因此果核仁不能吃，除非中医医生在治病时使用。不能生吃木薯，吃木薯前，首先必须去皮后洗涤薯肉，于敞锅中煮熟，熟木薯再用水浸泡 16 小时，煮木薯的汤及浸泡木薯的水应弃去。

20. 为什么不要吃未煮熟的豆角

豆角是一种被大家广为接受的蔬菜，炒（或烧）豆角不但味美，而且价格也低廉，但是食用没有煮熟的四季豆就会引起中毒。表现为上腹痛、饱胀、恶心、呕吐、腹泻等。重者可有呕血、四肢麻木等症状。如果食用豆角发生中毒，出现上述不适症状时，应首先洗胃，应尽快去医院主诊。

21. 什么是食品污染

食品污染是指人们吃的各种食品，如粮食，水果等在生产、运输、包装、贮存、销售、烹调过程中，混进了有害有毒物质或者病菌，食物污染可分为生物污染和化学性污染两大类。生物性污染是指有害的病毒、细菌、真菌以及寄生虫污染食品。化学性污染是由有害有毒的化学物质污染食品引起的，各种农药是造成食品化学性污染的主要原因。

22. 食品污染是怎样发生的

对于食物从生产、加工、运输、销售、烹调等每个环节，都可能受到环境中各个有害物质污染，以致降低食品营养价值和卫生质量，给人体健康带来不同程度的危害。食用被污染的食品导致机体损害，常表现为急性中毒、慢性中毒以及致畸、致癌、致突变的“三致”病变。

23. 农村常见的食品污染有哪些

农村常见的食品污染主要有以下四类：①由于卫生观念不强导致的细菌性污染、病毒及寄生虫污染、霉菌及霉菌毒素污染。②工业废水、废气等排放导致土壤、水源、食物污染，包括各种有害金属和非金属，以及其他污染物如亚硝基化合物、多环芳烃类；滥用食品添加剂，使用有毒的食物容器及包装材料等也可造成化学性污染。③农药存放和施用不当导致食物的污染。④生活垃圾及人畜粪便等污染物的污染。

24. 食品污染有哪些危害

(1)污染的食品如果带有大量的病菌(或细菌毒素)

和有毒化学物质，一次大量进入人体时，可引起急性中毒，即食物中毒。

(2)污染食品含有少量有害物质时，一次食入一般不会引起任何危害，但若长期反复摄入时，可造成慢性中毒，如慢性铅中毒、慢性汞中毒、慢性镉中毒等，值得注意的是，有些化学物质还具有致癌、致畸、致突变等作用。

(3)污染的食品如果带有某些致病菌(如伤寒杆菌、痢疾杆菌等)或寄生虫卵时，摄入人体后，可引起食源性疾病的传播流行。

25. 什么是食品的生物性污染

食品的生物性污染是指由有害微生物及其毒素、寄生虫及其虫卵和昆虫等引起的食品污染。其中以微生物的污染最为常见，是引起食物直接污染、变质腐败、食物中毒及肠道传染病的最主要的污染物。导致食品外观及口味恶化，营养价值降低，甚至腐败变质。粮食和各种食品的贮存条件不良，容易孳生各种仓储害虫。例如粮食中的甲虫类、蛾类和螨类；鱼、肉、酱或咸菜中的蝇蛆以及咸鱼中的干酪蝇幼虫等。枣、栗、饼干、点心等含糖较多的食品特别容易受到侵害。

26. 食品腐败变质的原因有哪些

食品腐败，一般是指食品在一定的环境因素下，因微生物的作用使食品失去原有的营养价值、色、香、味，转变成为不符合卫生要求的食品。食品腐败变质的原因是多方面的，归纳起来有以下几种：因微生物的繁殖引起食品腐败变质；因空气中氧的作用，引起食品成分的氧化变质；因食品内部因素致使食品变质；因昆虫的侵蚀繁殖和有害物质间接与直接污染，致使食品腐败。

27. 食品腐败变质有哪些危害

(1) 产生厌恶感。食物腐败使食品染上各种难看的颜色，并破坏了食品的营养成分，使食品失去原有的色香味，也使人产生不快的厌恶感。此外，油脂酸败的“哈喇”和碳水化合物分解后产生的特殊气味，也往往使人们难以接受。

(2) 降低食品营养。食品腐败后导致蛋白质分解、脂肪水化、碳水化合物腐败变质，失去了原有的对人体有益生理功能导致使营养价值严重降低。

(3) 引起中毒或潜在性危害。食品腐败后变质可能使食品产生毒性人体健康造成的危害，轻者多以急性胃肠炎症状出现，如呕吐、恶心、腹痛、腹泻、发烧等，经过治疗可以恢复健康；但重者可出现呼吸、循环、神经等系统症状，抢救及时可转危为安；如贻误时机还可危及生命，有的急性中毒，虽经千方百计治疗，但仍给中毒者留下后遗症。有些变质食品可造成慢性中毒，甚至可以表现有致癌、致畸、致突变的作用。

28. 如何从感官上辨别腐败变质的食品

以看、闻、摸、品尝来鉴别食品初期腐败变质的一种简单而有效的方法就是所谓感官鉴定。食品是否腐败变质我们一般可以从以下几个方面去辨别：

（1）**看**：色泽变化。微生物繁殖引起食品腐败变质时，食品色泽就会发生改变。常会出现黄色、紫色、褐色、橙色、红色和黑色的片状斑点或全部变色。

（2）**闻**：气味变化。食品腐败变质会产生异味，如霉味臭、醋味臭、氨臭、粪臭、硫化氢臭、酯臭等。

（3）**摸**：组织状态变化。固体食品变质会变形、软化；鱼肉类食品变质会变得松弛、弹性差，有时组织体表出现发黏等现象；粉碎后加工制成的食品，如糕鱼、乳粉、果酱等变质后常变得黏稠、结块、表面变形、潮润或发黏；液态食品变质后会出现浑浊、沉淀，表面出现浮膜、变稠等现象；变质的鲜乳可出现凝块、乳清析出、变稠等现象，有时还会产生气体。

(4)**尝**：口味变化。微生物造成食品腐败变质时也常引起食品口味的变化。而口味改变中比较容易分辨的是酸味和苦味。如番茄制品，微生物造成酸败时，酸味稍有增高；牛奶被假单孢菌污染后会产生苦味；蛋白质被大肠杆菌、小球菌等微生物污染变质后也会产生苦味。

29. 腌制后的食品会不会变质

盐腌是保藏食品的一种方法，如腌咸鱼、咸肉等。在一般情况下，食盐浓度在 10% 以上时，多数细菌能受到抑制，不能繁殖，食盐浓度在 15% 以上时，食物可较长时间保存不坏。腌制出来的食物，不仅能防腐，保存时间长，而且腌制品还具有一定的特殊风味。用浓盐腌食物只是抑制细菌生长的一种手段，同时必须重视其他卫生条件，才能使食物不变质。但是有一些细菌能在盐腌制食品中生长如有一种盐杆菌甚至可在饱和盐水中繁殖，因此盐腌制后的食品如果被细菌污染也会变质。

30. 家庭如何预防食品腐败变质

(1)**低温保藏法**：包括降温保藏，冷冻保藏，冰冻保藏，长期保存的食物应于 -20%以下储存，电冰箱冷冻室的温度可达 -18%，在一定时间内保藏食品为半年左右，而冷藏室的温度为 0~10%，只能抑制食物中微生物的繁殖速度，因此，只能短期保藏食品。绝大多数食品都适宜这种方法保存。

(2) 高温灭菌法：食品经高温灭菌处理，杀灭微生物比较彻底。且可破坏食物中的酶类，防止食物腐败变质。温度 80~90℃时，2~3 分钟可杀灭食品中的部分微生物。

(3) 脱水干燥法：通过干燥除去食品中的水分，使之不利于微生物生长繁殖，从而达到长期保存的目的。方法有日晒、阴干、烘干等。食品中水分含量应控制在一定限度以下，才能长期保存，如粮食、豆制品中水分含量不应超过 15%，奶粉的水分含量不超过 8%。

(4) 腌渍法：常用的腌渍方法有盐渍、糖渍等，盐渍咸菜用盐量为 10% ~15%，糖渍用糖量为 60% ~65%，才能达到保藏食品的目的。

31. 什么是食品的化学性污染

化学性污染是由有害有毒的化学物质（如农药等）污染食品引起的。各种农药是造成农村食品化学性污染的一大来源，含铅、镉、铬、汞、硝基化合物等有害物质的工业废水、废气及废渣还引起的食品污染在农村也不断增加。食品在加工过程中加入的食用色素、防腐剂、发色剂、甜味剂、固化剂、抗氧化剂食品添加剂；作食品包装用的塑料、纸张、金属容器等。

32. 常吃腌制食物主要有何危害

食物在腌制过程中常被微生物污染，如果加入食盐量小于 15%，蔬菜中的硝酸盐可被微生物还原成亚硝酸盐，人若进食了含有亚硝酸盐的腌制品后，会引起中毒。其症状为皮肤黏膜呈青紫色，口唇和指甲床发青，重者还会伴有头晕、头痛、心率加快等症状，甚至昏迷。亚硝酸盐在人体内遇到胺类物质时，可生成亚硝胺。亚硝胺是一种致癌物质，故常食腌制品容易导致肝癌、食管癌、胃癌等。如智利胃癌高发可能与当地大量使用硝酸盐化肥有关，日本人胃癌高发可能与其爱吃咸鱼和咸菜有关。我国林县食管癌高发，林县食物中亚硝胺检出率为 23.3%（低发区检出率为 1.2%）。所以，腌制品营养受损且有害，不是人们的理想食品，以少吃为宜。

33. 如何减少食品亚硝基化合物污染

(1)食品加工时,应保证食品新鲜,防止食物霉变以及其他微生物污染。大白菜、小白菜等叶类蔬菜中都含有硝酸盐,如果保管不善,发黄变质,也会生成"亚硝酸盐",到体内会生成亚硝胺,因此,叶类蔬菜若发黄变质就不能吃了。腌制不透的肉、菜等,也可能生成亚硝胺,所以我们应少吃腌制食品。

(2)控制食品加工中硝酸盐及亚硝酸盐的使用量,尽量使用亚硝酸盐及硝酸盐的替代品。

(3)科学使用化肥农药,禁用污水浇灌蔬菜。

(4)提高维生素C摄入量,如多吃红椒、黄椒、草莓、橘子、猕猴桃等,有实验根据说明维生素C有阻断亚硝基化的作用。我国学者最近发现大蒜素可抑制胃内硝酸盐还原菌,所以常吃蒜能使胃内亚硝酸盐含量明显降低。

(5)减少发色剂的使用量,在亚硝酸盐作为发色剂的食品中添加抗坏血酸有助于减少亚硝酸盐的危害。

34. 为什么要尽量少吃烟熏、火烤食品

烤鸭、烤鸡、熏鱼、火腿、腊肠等熏烤食物，香气诱人，美味可口，一直是人们爱吃的传统食物，但烧烤食物的危害十分严重。

(1)破坏食物本身的蛋白质，导致营养流失：肉类在烤炉上烧烤，维生素和氨基酸遭到破坏，蛋白质发生变性，严重影响这些营养的摄入。

(2)潜在着许多致癌物质：高温烟火熏烤出来的食品就会受到污染，其所含的苯并芘(致癌物质)量大为增加。另外，肉类的油脂在火上也能形成苯并芘。据报道，波罗的海沿岸和冰岛等国家的人喜欢吃熏烤的肉食，而那里患消化道癌症(食管癌、胃癌、大肠癌、肝癌等)特别多。

(3)增加感染寄生虫危险：烧烤食物外焦里嫩，有的肉里面还没有熟透，若是不合格的肉，食者可能会感染上寄生虫，埋下隐患。

(4)破坏身体内环境：经过烧烤，食物的性质偏向燥热，加之孜然、胡椒、辣椒等调味品都属于热性食材，很是辛辣刺激，会大大刺激胃肠道蠕动及消化液的分泌，有可能损伤消化道黏膜，还会影响体质的

平衡。

所以，为了健康，熏烤和烘烤食物尽量还是少吃或不吃。

35. 什么是食品有毒金属元素污染，有哪些原因

有些金属元素进入人体后能产生毒性作用，如铅、汞、镉、砷等，这些有毒金属元素污染了食品就叫作食品有毒金属元素污染。食品有毒金属元素污染主要来自：①工业三废含有的有毒金属元素污染土壤、水体、空气后可污染食物。②食品加工过程所使用的金属机械、管道、容器，或食品添加剂品质不纯，如包装物、容器含有毒金属元素对食品的污染等，可以污染食品。③农药、食品添加剂污染，如有机汞、有机砷农药及含金属杂质的食品添加剂。④特殊地质环境，如高砷水土。

36. 铅、汞、镉、砷污染食品有何危害

重金属元素与人体生命过程有着密切关系，它们虽然在体内的含量非常微小，但生理功能独特。

(1)铅的危害：铅主要侵犯神经系统、造血器官和

肾脏。铅中毒的常见症状有食欲不振、胃肠炎、口腔金属味、失眠、头昏、关节肌肉疼痛、便秘或腹泻、贫血等。慢性铅中毒影响凝血酶活性，使凝血时间延长，在后期出现急性腹痛或瘫痪。人体内的铅主要经肾脏和肠道排泄，汗液和头发也是其排泄的途径。铅在人体的生物半衰期为 4 年，以骨髓计可达 10 年，因此铅进入人体后较难排出。

(2) 汞的危害：有机汞在人的消化道吸收率很高，甲基汞的吸收率达 90% 以上，分布于全身各器官，其中肝、肾、脑的含量最高。甲基汞中毒主要表现于神经系统的损伤症状：运动失调、语言与听力障碍、视野缩小、感觉障碍等，严重者可发生瘫痪、肢体变形、吞咽困难，甚至死亡。汞是蓄积性很强的毒物，在人体的生物半衰期为 70 天；在脑内的潴留时间更长，半衰期达 180~250 天。体内的汞可通过尿、粪、和毛发排出。

(3) 镉的危害：人体对镉的吸收，受镉化合物以及膳食中的蛋白质、维生素 D、钙、锌含量的影响。当缺乏蛋白质和缺钙时对镉的吸收率提高。镉进入人体后，大多数与低分子硫蛋白结合，形成金属硫蛋白，主要积累于肝脏，其次是肾脏。镉对体内巯基酶有强抑制作用。镉中毒主要损伤肾脏、骨骼和消化系统、肾重吸收功能障碍、骨钙流失。典型的公害病“痛痛病”。镉及其镉化合物对动物和人体有一定的致畸、致癌和致突变作用。体内的镉可通过粪便、尿液、汗液和毛发等途径排出体外，生物半衰期为 15~30 年。

（4）砷的危害：食品中砷的毒性与其存在的形式有关：元素砷几乎无毒，砷的硫化物的毒性低，而砷的氧化物和盐类的毒性较大。有机砷的毒性一般随着甲基数量的增加而递减，但三甲基砷具有高毒性。食品和饮水中的砷经过消化道吸收，与血液中的血红蛋白某些成分结合，24 小时后，分布全身，以肝、肾、脾、肺、皮肤、毛发、指甲、骨骼等器官和组织蓄积最高。砷的生物半衰期为 80~90 天，主要由粪便和尿液排出。砷与毛发和指甲中的角蛋白巯基有强结合力，成为重要的排泄途径。故毛发和指甲能反应机体对砷的暴露水平。砷与巯基有强亲和性，尤其是对双巯基酶（如胃蛋白酶、胰蛋白酶、丙酮酸氧化酶、α－酮戊二酸氧化酶、ATP 酶等）有很强的抑制作用，发生代谢障碍。砷急性中毒主要表现为胃肠炎症状，严重者可导致中枢神经系统麻痹而死亡，并出现全身出血。慢性中毒主要表现为神经衰弱，四肢末梢神经疼痛等多发性末梢神经症状，皮肤色素异常（皮肤白斑、砷源性黑皮症、皮肤角化过度等）。

37. 如何预防有毒金属污染食品

(1)控制重金属对食品的污染首先要从源头上把关，严格控制工业“三废”和城市生活垃圾对农业环境的污染。

(2)加大无公害农产品生产技术标准和规范的实施力度，禁止使用含汞农用化学物质，限制用于食品加工工具、管道、包装、容器、食品添加剂中的铅含量及各种原料的砷含量。

(3)要特别注意保护水资源，防止生活用水被污染。

(4)加强食品安全监督与检验，强化质量管理，完善食品安全检验检测体系。

另外，还要加强食品安全教育，提高公众环保意识，加强群众监督，共同保护自然生态环境，维护人体健康。

38. 在农村如何预防粮谷的化学性污染

在农村要特别注意防止粮谷类农作物的化学污染。污染物与污染途径有以下几方面。

(1)**农药污染：**是指用于农田杀虫、杀菌、除草和粮仓杀虫灭鼠的各种化学物质的污染。田间施用农药时可通过各种途径进入农作物，通过食物进入人体损害健康。因此，必须采取相应的措施，控制食品中农药的残留量。对农药施用时期、配置和施用方法等都必须严格遵守《农药安全使用规定》和《农药安全使用标准》。

(2) **有害有毒物质污染：**工业废水及城市生活污水是造成农作物污染的重要原因。生活污水中含有多种有害的有机化学物质，工业废水主要污染物有重金属、氰化物、胺类、酚类等。因工业污染发生的“水俣病”、“骨痛病”事件曾引起了世界各国的高度关注。因此，使用污水灌溉时应采取必要的措施：①工业废水一定要经过认真的处理，达到国家排放标准后方可排放；②制定污水中各种有害化学物质的最高限量；③定期检测农田污染程度及农作物的毒物残留水平。

(3) 粮食收购后，常需要烘干处理，在烘干的过程中空气中漂浮的农药等有害化学物质也会对粮食造成污染。

39. 蔬菜、水果的主要污染源有哪些，如何预防

蔬菜、水果生产的主要污染源有以下几种：①农药污染；②肥料污染；③工业“三废”污染；④有害微生物

污染；⑤激素和保鲜剂污染。

预防措施：①人畜粪便应经过无害化处理后使用，可推广沼气池处理法。②推行蔬菜摘净残叶、去除烂根、清洗干净、包装上市。③水果和生食的蔬菜应彻底清洗干净，有的还应消毒。④蔬菜的污染主要在采摘前的生长期，应严格遵守有关农药安全使用的规定，严格执行农药使用的残留量标准。

中国农民卫生保健丛书

农村饮食饮水健康

健康饮食必备常识

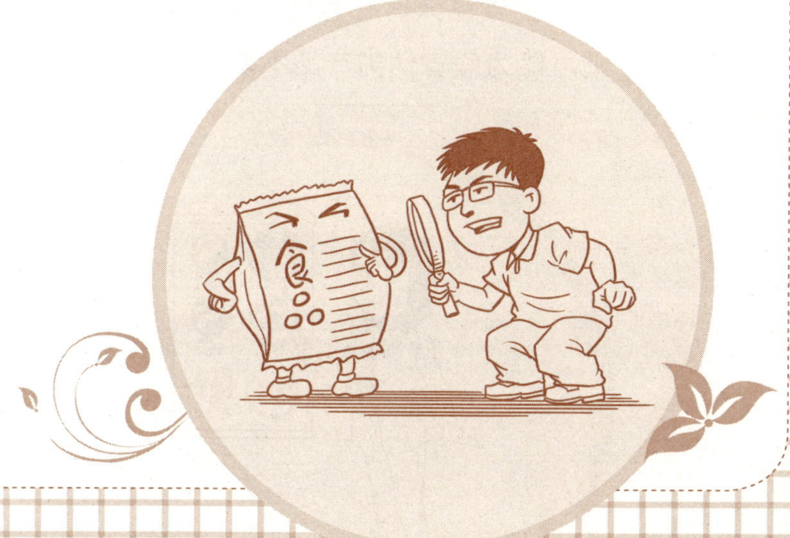

1. 你知道食品安全标记吗

“QS”是食品质量安全市场准入证的简称，是国家质检总局在2002年推出的，有此标志提示符合国家规定的食品安全要求。国家质检总局在全国对小麦粉、大米、食用植物油、酱油、食醋、肉制品、乳制品、饮料、调味品(糖和味精)、方便面、饼干、罐头食品、冷冻饮品、膨化食品、速冻米面。糖果制品、茶叶、葡萄酒、啤酒、黄酒、酱腌菜、蜜饯，炒货制品、蛋制品、可可制品、焙炒咖啡、水产加工品、淀粉及淀粉制品等食品的市场准入制度，提示以上食品只有在包装上有“QS”标志，才能出售，否则可能为假冒伪劣产品不能购买。

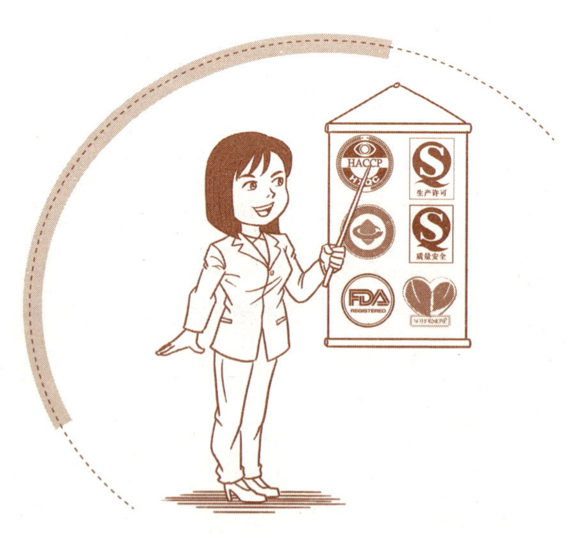

2. 什么是 ISO22000 认证与 HACCP 认证

我们经常在电视及报纸、文章中看到有 ISO22000 认证与 HACCP 认证，其实质就是一个食品质量控制体系。通过该认证的企业一般在食品生产、加工、运输、出售中最大限度地保证食品的安全、卫生，有助于树立公众对该企业食品安全的信心。

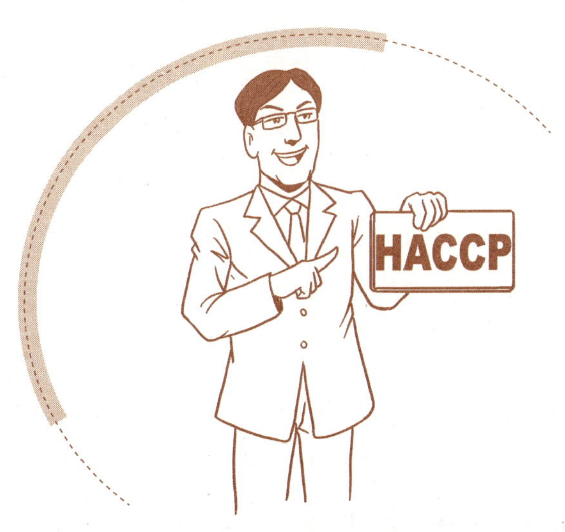

3. 什么是食品卫生监督量化分级管理制度

食品卫生监督量化分级管理制度是对包括学校及

托幼园所食堂在内的所有食品生产经营单位中实施食品卫生监督、管理制度。从好到差分，分A、B、C、D四个等级。A级企业生产的产品卫生安全可信度较高，我们在购买食品或就餐时可选择信任级别较高的场所。

4. 无公害农产品、绿色食品与有机食品有什么区别

安全食品主要包括无公害农产品、绿色食品、有机食品。这三类食品像一个金字塔，塔基是无公害农产品，中间是绿色食品，塔尖是有机食品，越往上要求越严格。

(1)绿色食品是我国农业部门推广的认证食品，分为A级和AA级两种。其中A级绿色食品生产中允许限量使用化学合成生产资料，AA级绿色食品则较为严格地要求在生产过程中不使用化学合成的肥料、农药、兽药、饲料添加剂、食品添加剂和其他有害于环境和健康的物质。准许使用绿色食品标志的无污染、无公害、安全、优质、营养型的食品。

(2)无公害农产品是指经省一级农业行政主管部门认证，允许使用无公害农产品标志，无污染、安全、农药和重金属均不超标的农产品及其加工产品的总称。

(3)有机农业生产是在生产中不使用人工合成的

肥料、农药、生长调节剂和畜禽饲料添加剂等物质，不采用基因工程获得的生物及其产物为手段，遵循自然规律和生态学原理，采取一系列可持续发展的农业技术，协调种植业和养殖业的关系，促进生态平衡、物种的多样性和资源的可持续利用。有机食品来自于有机农业生产体系，根据有机农业生产要求和相应的标准生产加工的，并通过合法的有机食品认证机构认证的一切农副产品，包括粮食、蔬菜、水果、奶制品、禽畜产品、水产品、蜂产品、调料等。

5. 什么是食品标签

食品标签是指食品包装上的文字、图形、符号及一切说明物。标签的基本功能为：食品名称、配料表、净含量及固形物含量、厂名、批号、日期标志等。它是对食品质量特性、安全特性、食用、饮用说明的描述。食品标签可分为两种形式：一种是把文字、图形、符号印制或压印在食品的包装盒、袋、瓶、罐或其他包装容器上；一种是单独印制纸签、塑料薄膜签。

6. 如何看食品标签

(1)标签的内容是否齐全：所有食品生产者，都必须按照《食品标签通用标准》正确地标注各项内容。

(2)标签是否完整:食品标签不得与包装容器分开。食品标签的一切内容,不得在流通环节中变得模糊甚至脱落;必须保证消费者购买和食用时醒目、易于辨认和识读。

(3)标签是否规范:食品标签所用文字必须是规范的汉字。可以同时使用汉语拼音,但必须拼写正确,不得大于相应的汉字。可以同时使用少数民族文字或外文,但必须与汉字有严密的对应关系,外文不得大于相应的汉字。食品名称必须在标签的醒目位置,且与净含量排在同一视野内。

(4)标签的内容是否真实:食品标签的所有内容,不得以错误的、容易引起误解或欺骗性的方式描述或介绍食品。

“错误的”是指食品标签的设计者由于疏忽或知识的原因在标签上出现的差错。例如:将配料表误标成成分表。

“引起误解的”是指食品标签的内容容易使消费者对食品的真实情况产生错误的联想,从而影响消费者的决策。例如:某厂生产的饼干根据其形状及颜色称为“多维杏子干”。消费者会误认为是杏干。因此,消费者应对标签的内容进行识别。

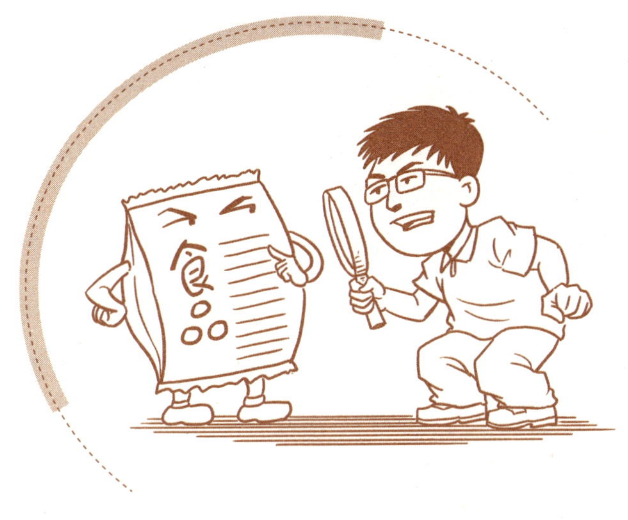

7. 知道怎样利用食品标签选购食品吗

（1）**看食品类别**：标签上要标明食品的类别，类别名称必须是国家许可的规范名称，以免企业“忽悠人”。如果看见标签上的“食品类别”项目注明“调味牛奶”，这就说明，这是在牛奶当中加了点咖啡和糖，而不是水里面加了糖、增稠剂、咖啡和少量牛奶。这样的产品和牛奶的营养价值比较接近。反过来，如果是在水里加了点牛奶和咖啡，那么在食品类别上就属于“乳饮料”，不能叫作“调味牛奶”，它的营养价值就比牛奶差远了。

（2）**看配料表**：食品的营养品质，本质上取决于它的原料及其比例。无论它的广告说得多么天花乱坠，一看配料表，往往就会真相毕露。配料表有三大看点：

1）看原料排序：按法规要求，用量最大的原料应当排在第一位，最少的原料排在最后一位。例如，某种产品的配料表上写着："米粉，蔗糖，麦芽糊精，燕麦，核桃等"，说明其中的米粉含量最高，蔗糖次之，而燕麦和核桃都很少。这样的产品，营养价值还不如大米饭。如果产品的配料表上写着："燕麦，米粉，核桃，蔗糖，麦芽糊精等"，其品质显然会好得多。

2）看是否有你不想要的原料：如糖、盐、氢化植物油等不健康配料，还有可能产生过敏或不良反应的配料。比如说，如果一个人对花生过敏，那么买饼干、点心等食品时一定要仔细看看，配料表中有花生的绝不能买。

3）看其中的食品添加剂：企业必须明明白白地标注出所有的食品添加剂，而且要放在"食品添加剂"一词的后面，让消费者明白，这些奇怪的词汇都是食品添加剂。看食品添加剂并不难，看到带颜色的词汇，比如"柠檬黄""胭脂红"等，一般是色素；看到带味道的词汇，比如"甜蜜素""阿斯巴甜""甜菊糖"等，肯定是甜味剂；看到带"胶"的词汇通常是增稠剂、凝胶剂和稳定剂，等等。

(3) **看营养素含量:**对很多食物来说,营养素是人们摄取的重要目标,蛋白质、维生素、矿物质的含量越高越好。而对于以口感取胜的食物来说,也要小心其中的能量(也就是“热量”或“卡路里”)、脂肪、饱和脂肪酸、钠和胆固醇含量等指标。这几个项目,自然是越低越好的。例如,某女士要购买一种豆浆粉产品,是为了摄取大豆中的蛋白质和保健成分。那么,一般来说,蛋白质含量越高的产品,表示其中从大豆来的成分越多,保健作用也就更强。产品 A 中含有 15% 的蛋白质,产品 B 中含有 18% 的蛋白质,那么肯定是后者更合算一些。

(4) **看生产日期、保质期和保质条件:**保质期指可以保证产品出厂时具备的应有品质,过期后品质有所下降,但很可能吃了也没危险;保存期或最后食用期限则表示,过了这个日期便不能保障食用的安全性。在保质期之内,应当选择距离生产日期最近的产品。就算没有过期,随着时间的延长,其中的营养成分或保健成分还是会有不同程度的降低。

(5) **看认证标志:**很多食品的包装上有各种质量认证标志,比如有机食品标志、绿色食品标志、无公害食品标志、原产地认证标志等,还有 QS 标志,这些标志代表着产品的安全品质或管理质量。

8. 特殊营养食品的标签应注意什么问题

特殊营养食品指通过改变食品的天然营养素的成分和含量比例，以适应某些特殊人群营养需要的食品。它主要包括婴幼儿食品、营养强化食品、调整营养素的食品（如低糖食品、低钠食品、低谷蛋白食品）。特别规定：除了标注一般的项目外，还必须标注该产品在保质期内所能保证的热量数值和营养素含量。不得标注的内容包括：对某种疾病有“预防”或“治疗”作用；“返老换童”“延年益寿”“白发变黑”“齿落更生”“抗癌治癌”或其他类似用语；“祖传秘方”“滋补食品”“健美食品”“宫廷食品”或其他类似用语；在食品名称前后，冠以药物名称或以药物图形及名称暗示疗效、保健或其他类似作用。

9. 饮料酒的标签应注意什么问题

在我国这个传统的礼仪之邦，饮酒不仅是客人热情、好客的体现，更成为一种交流感情、增进友谊的特殊方式。饮料酒是指供人们饮用乙醇含量为0.5%~60.0%（V/V）的饮料，包括发酵酒、蒸馏酒及配制酒。饮料酒标签与普通预包装食品标签的要求不同之处在于：饮料酒的标签上必须标明酒精度、原汁量和产品类型(或糖度)。酒精度的标注方式为：啤酒的为%(m/m)或换算为%(V/V)表示，其他酒均以%(V/V)表示。原汁量的标注方式：啤酒必须标注原麦汁浓度，果酒(包括葡萄酒)必须标注原果汁含量。产品类型的标注方式：果酒、葡萄酒和黄酒必须标注类型(或糖度)，配制酒中的露酒必须标注糖度；白酒必须标注香型。

例如：白酒标签：浓香型白酒；酒精度38%vol；净含量700m。提示白酒口感是浓香型，酒精含量38%，容量700毫升。

葡萄酒标签：原料：葡萄、食品添加剂(二氧化硫)；原汁含量：100%；保质期：八年；类型：干型；酒精含量11.5%vol；净含量：750毫升。提示：红葡萄酒，酒精含量11.5%，原葡萄果汁含量100%，类型是干红，容量是750毫升。

10. 保质期和保存期的区别是什么

保质期(最佳食用期)是指在标签上规定的条件下，保持食品质量(品质)的期限。在此期限，食品完全适于销售，并符合标签上或产品标准中所规定的质量(品质)；超过此期限，在一定时间内食品仍然是可以食用的。

保存期(推荐的最终食用期)是指在标签上规定的条件下,食品可以食用的最终日期;超过此期限,产品质量(品质)可能发生变化,食品不再适于销售和食用。

千万不要购买超过保存期的预包装食品:过了保质期的食品未必不能吃,但过了保存期的食品就一定不能吃了！消费者在购买食品时,要特别注意食品标签上的保质期或保存期。

11. 什么是食品添加剂

食品添加剂指为改善食品品质和色、香、味以及为防腐、保鲜和加工工艺的需要而加入食品中的人工合成或者天然物质。现代食品几乎都有添加剂,如果食盐不加添加剂就结块,酱油不加添加剂就会长毛,食用油不加抗氧化剂就会有哈喇味儿,面粉里的添加剂可以防潮、防霉、防腐。但是添加剂使用不当会对人体产生危害。

12. 哪些食品出现过食品添加剂超标的问题

(1)甜味剂、防腐剂使用超标:如蜜饯、果脯、山楂羹、茶饮料、易拉罐、装酸饮料。危害:有可致癌。

（2）**色素使用超标**：酱卤类制品、灌肠类制品、休闲肉干制品、五彩糖。危害：长期食入含有着色剂的食品后，人体健康会受到影响，过量的污染物还会对人体主要脏器造成损害。尤其对儿童的健康发育会有一定的危害。

（3）**过氧化苯甲酰使用超标**：面粉。危害：过量使用过氧化苯甲酰会使面粉中的营养物质受到破坏，还会产生苯甲酸，苯甲酸需在肝脏中进行分解，过量食用对肝脏功能会有不同程度的损害。

13. 食品防腐剂都有害吗

（1）**添加食品防腐剂是食品防腐的必要手段**。因为生鲜食品放久，细胞组织离析，为微生物滋长创造了条件。食物未进行保鲜处理保存在冰箱中，仍会腐败变质，只是速度放慢而已。食品为防止微生物的侵袭，必须进行防腐处理，不过是除菌、灭菌、防菌、抑菌不同的手段而已。

（2）**化学防腐剂的使用是安全的**。全世界普遍采用的各种防腐剂中，仍以化学合成的苯甲酸钠、山梨酸钾、丙酸盐为主。我国规定的限量标准比国际标准还要严格得多。

（3）**防腐剂认识存在误区**。至今在社会上存在着一种对食物防腐保鲜的错误看法。认为纯天然食物就不应添加任何防腐抗氧剂。其实市场上所有加工的食品，为了防止腐败变质，均经过了防腐处理，只是方法不同罢了，例如罐头食品是经过高温杀菌、抽空密封保存的食品，当然不需要加任何防腐剂；又如用糖腌制的蜜饯和盐腌制干菜，由于高浓度的糖和盐，使微生物细胞脱水，而不可能在这类食物上繁殖；牛奶经乳酸菌发酵生成的酸奶，含有防腐作用的乳酸和乳酸菌素，所以不需添加防腐剂，也就不必在包装上注明“本产品不含防腐剂”。

但有部分食品生产企业在生产过程中，超量使用防腐剂或私自添加国家法律不许可的防腐剂，导致对人体产生危害事件不断发生，所以我们在购买食品时要到正规地点购买，购买时仔细查看食品标签，就不用对食品防腐剂害怕了。

14. 清除水果蔬菜上的农药残留方法有几种

(1)清水浸泡洗涤法：主要用于叶类蔬菜，如菠菜、生菜、小白菜等。一般先用清水冲洗掉表面污物，剔除可见有污渍的部分，然后用清水盖过水果蔬菜部分 5 厘米左右，流动水浸泡应不少于 30 分钟。必要时可加入水果蔬菜洗剂之类的清洗剂，增加农药的溶出。如此清洗浸泡 2~3 次，基本上可清除绝大部分残留的农药成分。

(2) 碱水浸泡清洗法：大多数有机磷类杀虫剂在碱性环境下，可迅速分解。一般在 500 毫升清水中加入食用碱 5~10 克配制成碱水，将初步冲洗后的水果蔬菜置入碱水中，根据菜量多少配足碱水，浸泡 5~15 分钟后用清水冲洗水果蔬菜，重复洗涤 3 次左右效果更好。

(3) 加热烹饪法：常用于芹菜、圆白菜、青椒、豆角等。由于氨基甲酸酯类杀虫剂会随着温度升高而加快分解，一般将清洗后的水果蔬菜放置于沸水中 2~5 分钟后立即捞出，然后用清水洗 1~2 遍后，即可置于锅中烹饪成菜肴。

(4) 清洗去皮法：对于带皮的水果蔬菜，残留的农药的外表清洗后可以用锐器削去皮层，食用肉质部分，这样既可口又安全。

(5) 储存保管法：某些农药在存放过程中会随着时间推移缓慢地分解为对人体无害的物质。所以有条件时，应将某些适合于储存保管的果品购回存放一段时间(10~15 天)。食用前再清洗并去皮，效果会更好。

15. 哪些蔬菜水果不宜放在冰箱

(1) 番茄：番茄经低温冷冻后，肉质呈水泡状，显得软烂，或出现散裂现象，表面有黑斑，煮不熟，无鲜味，严重的则腐烂。

(2)香蕉：若把香蕉放在12℃以下的地方贮存，会使香蕉发黑腐烂。

(3)鲜荔枝：若将荔枝在0℃的环境中放置一天，即会使其表皮变黑，果肉变味。

(4)黄瓜、青椒：黄瓜、青椒在冰箱中久存，会出现变黑、变软、变味。黄瓜还会长毛发黏。

(5)叶子菜：叶子菜冷藏后，叶子比较容易烂。

16. 水果如何保鲜

买来的新鲜水果后，用纸包装，防止水分蒸发，放在阴凉处，避免日晒。采用接近零摄氏度的储存方法最好，特别是热带水果，温度不能太低。

17. 市场上的问题水果你知道吗

最近市场上出现了有问题的水果，现在提一提，引起农民朋友注意。

激素草莓：中间有空心、形状不规则又硕大的草莓，一般是激素过量所致。草莓用了催熟剂或其他激素类药后生长期变短，颜色也新鲜了，但果味却变淡了。

变色葡萄:一些唯利是图的商贩和果农使用催熟剂——乙烯利。使用者把乙烯利用水按比例稀释后，将没有成熟的青葡萄放入稀释液中浸湿，过一两天青葡萄就变成“熟透”了的紫葡萄

毒桂圆:超标使用二氧化硫，以对桂圆催熟，造成食物中毒。

有毒西瓜:超标准地使用催熟剂、膨大剂及剧毒农药，从而使西瓜带毒。这种西瓜皮上的条纹黄绿不均匀，切开后瓜瓤特别鲜艳，可瓜子却是白色的，吃起来没有甜味。

打蜡苹果:别的水果早已干瘪或臭烂。而打蜡的苹果竟仍亮丽如初，这样的水果你敢吃吗?

硫黄香蕉:为了让香蕉表皮变得嫩黄好看，有的不法商贩用二氧化硫来“催熟”，但果肉吃上去仍是硬硬的，一点也不甜。二氧化硫对人体是有害的。

18. 吃什么油好? 什么叫1:1:1

我们食用的油从来源上分为“植物油脂”和“动物油脂”，简称“植物油”和“动物油”。必需脂肪酸绝大多数存在于植物油中，而动物油吃多了，会造成血液“胆固醇”含量过高，易诱发心血管病， 所以可以说食用植

物油是最好，人们最常选购的花生油、豆油、菜籽油、红花油、葵花油、棉籽油、茶籽油、芝麻油、玉米油乃至亚麻油等等，只要品质有保证，都是理想的食用油。

目前宣传得比较多的是 1∶1∶1 的提法。它的意思是将人们所需要的脂肪量假定为三份，饱和脂肪酸、单不饱和脂肪酸（脂肪酸分子中矿链上有一个“双链”）和多不饱和脂肪酸（含两个以上双链）的比例应当是各占一份，也就是 1∶1∶1。这个观点是 20 世纪 70 年代，美籍华裔学者张泗祥教授最早提出的。但是，应当提出：任何一种单一的植物油，都难以符合这个标准，即使脂肪酸含量的较理想的花生油，也满足不了这一要求。

19. 转基因大豆食品安全吗

转基因食品，是指利用基因工程技术，人为地将一种微生物、动物或植物的基因植入另一种微生物、动物或植物中，使其拥有了新的品质。转基因大豆就是其中一种，这种新型食品对人类和自然的影响至今尚不明了。我国市场目前主要的转基因作物都源自进口，主要集中在大豆、油菜、玉米等产品。大量进口的大豆经过加工，被制成了食用油、豆腐和豆奶等产品。也就是说，近年来，我们吃的大部分豆制品都是转基因产品。一些负责任的科学家给出了这样的建议：到目前为止，转基因食品是安全的，没有任何证据能够证明它会给人类带来伤害；但是，体弱多病者、老人以及孩子最好尽量不吃这种食品。所以，我国法律要求生产厂家必须对转基因食品进行明确标注。

20. 什么是糙米？为什么说糙米营养价值比精制大米高

糙米是指稻谷只剥去粗糠而保留胚芽和内皮的“浅黄米”。各种谷物的营养都集中在胚芽和内皮里，胚芽掌管着米的生命，相当于人的头脑，内皮则相当于人的皮肤。经过精加工的白米失去了头脑和皮肤，导致杂菌侵入，吞噬了本来就不多的营养成分。而糙米依赖原有的生命力和营养成分，就能抵抗杂菌入侵。人们常把白米叫“死米”，把糙米称为“活米”。不是说剥去了粗糠就是糙米，糙米必须是100%活的，把糙米浸泡在水里，必须在一星期内出芽，否则依然是死米。因此糙米又称发芽米。

21. 米要多淘久泡吗

米中的维生素和无机盐等营养素大部分含于米粒的外层，很容易被水冲走。米在淘洗、浸泡过程中可使多种营养素损失掉，淘米次数越多，搓洗浸泡时间越长，淘米用水温度越高，则米中各种营养素就损失越多。除此之外，米久泡之后还易粉碎。合理的淘米方法是轻轻淘洗，若米本来就很干燥，不含泥沙和杂质，可减少淘米次数。新米只适当淘洗几下即可，若存放时间较长的陈米，淘洗最多不超过三次。用凉水淘洗，不要用流水或热水。淘米时不要用力搓洗，淘米前后均不应浸泡，淘米后如果已经浸泡，应将浸泡的米水和米一同下锅。

22. 你知道酸奶、乳酸菌饮料和乳酸性饮料的区别吗

酸牛奶是以新鲜的牛奶为原料，经过马氏杀菌后再向牛奶中添加有益菌（发酵剂），经发酵后再冷却灌装的一种牛奶制品。它首先可在肠道内抑制有害菌的生长，调节肠道微生态平衡，增强人体的免疫系统。其次，使乳蛋白有一定的降解，变得容易被人体吸收，再次，具有降低血浆胆固醇、利于表皮细胞的代谢和延缓细胞衰老。酸奶可分搅拌型和凝固型两大类，具有较高的乳成分，蛋白质含量2.7%。

乳酸菌饮料是以酸奶为原料，加入一定量的水、糖、果汁、香料、稳定剂等辅料，调配均质后制成，含有

一定数量活性乳酸菌，但乳成分相对较少，蛋白质含量0.7%，属于饮料范畴。

酸性饮料是属于非发酵型的酸饮料，以鲜奶或奶粉为原料，添加糖、水、稳定剂、有机酸、果汁等辅料调制而成，其蛋白含量1%。

23. 科学喝奶你知道吗

(1) 喝牛奶以每天早、晚为宜。清晨饮奶能充分补充人体能量；晚上睡前喝奶具有安神催眠功效。

(2) 空腹饮牛奶会使肠蠕动增加，牛奶在胃内停留时间缩短，营养素不能被充分吸收利用。因此，喝牛奶最好与馒头、面包、玉米粥、豆类等同食。

(3) 牛奶不宜与含鞣酸的饮食同吃，如浓茶、柿子等，这些食物易与牛奶反应结块成团，影响消化。牛奶与香菇、芹菜、银耳等配合食用，对健康大有益处。

(4) 袋奶采用85℃左右的巴氏灭菌法，没有高温瞬间灭菌彻底，故袋奶中残留有细菌。因此，喝袋奶必须煮开了再喝。

24. 购买儿童食品有哪些注意事项

(1) 到证照齐全的正规商店里购买，不买校园周边、街头巷尾的“三无”食品。

(2)购买正规厂家生产的食品，尽量选择信誉度较好的品牌。

(3)仔细查看产品标签。食品标签中必须标注：产品名称、配料表、净含量、厂名、厂址、生产日期、保质期、产品标准号等。不买标签不规范的产品。

(4)儿童食品至今尚无明确的定义，因此，为儿童选择食品谨慎为宜。

(5)广告宣传并不代表科学，是商家利益的体现，因此不能盲目随从广告。

25. 儿童食品安全十大问题你知道吗

儿童食品在孩子们膳食中的比例越来越大。但由于大多数家长缺乏这方面的知识，因此，在儿童食品的消费中存在着一些问题，不能不引起人们的重视。

问题一：食品中的添加剂未引起高度重视。“三精”(糖精、香精、食用色精)在食品中的使用是有国家规定标准的，很多上柜台的儿童食品也确实符合有关标准，但食之过量，会引起不少副作用。

问题二：分不清食品的成分和功能。不少家长往往分不清奶乳制品与乳酸菌类饮料，乳酸菌饮料适用于肠胃不太好的儿童，两者选择不当，反而会引起肠胃不适等症状。

问题三：过分迷信洋食品。从有关部门的抽查结果可以看出，进口儿童食品也并非 100% 完美。客观地讲，如今的国产儿童食品，从质量和包装上来看，比前几年已有很大的进步，有不少已达到出口标准，因而不能迷信于一个“洋”字。

问题四：用方便面代替正餐。方便面是在没有时间做饭时偶尔用来充饥的食品，其中以面粉为主，又经过高温油炸，蛋白质、维生素、矿物质均严重不足，营养价值较低，还常常存在脂肪氧化的问题，常常食用方便面会导致营养不良。

问题五：多吃营养滋补品。儿童生长发育所需要的热能、蛋白质、维生素和矿物质主要是通过一日三餐获得的。各种滋补营养品的摄入量本来就很小，其中对身体真正有益的成分仅是微量，有些甚至具有副作用。

问题六：用乳饮料代替牛奶，用果汁饮料代替水果。现在，家长们受广告的影响，往往用“钙奶、果奶”之类的乳饮料代替牛奶，用果汁饮料代替水果给孩子增加营养。殊不知，两者之间有着天壤之别，饮料根本无法代替牛奶和水果带给孩子的营养和健康。

问题七：用甜饮料解渴，餐前必喝饮料。甜饮料中含糖达 10% 以上，饮后具有饱腹感，妨碍儿童正餐时的食欲。若要解渴，最好饮用白开水，它不仅容易吸收，而且可以帮助身体排除废物，不增加肾脏的负担。

问题八：吃大量巧克力、甜点和冷饮。甜味是人出生后本能喜爱的味道，其他味觉是后天形成的。如果一味沉溺于甜味之中，儿童的味觉将发育不良，无法感受天然食物的清淡滋味，甚至影响到大脑的发育。同时甜食、冷饮中含有大量糖分，其出众的口感主要依赖于添加剂，而这类食品中维生素、矿物质含量低，会加剧营养不平衡的状况，引起儿童虚胖。

问题九：长期食用“精食”。长期进食精细食物，不仅会因减少 B 族维生素的摄入而影响神经系统发育，还有可能因为铬元素缺乏“株连”视力。铬含量不足会使胰岛素的活性减退，调节血糖的能力下降，致使食物中的糖分不能正常代谢而滞留于血液中，导致眼睛屈光度改变，最终造成近视。

问题十：过分偏食。儿童食物过敏者中大约 30% 是由偏食造成的。因为食物中的某些成分可使人体细胞发生中毒反应，长期偏食某种食物，会导致某些“毒性”成分在体内蓄积，当蓄积量达到或超过体内细胞的耐受量时，就会出现过敏症状。

26. 儿童多吃什么可预防孤独症

儿童孤独症过去称为婴儿孤独症、儿童自闭症，与儿童感知、语言和思维、情感、动作以及社交等多个领域的心理活动有关，属于发育障碍。最近研究表明儿童孤独症的发生和发展与过量食用“酸性食物”密切相关。营养专家提醒家长，儿童应多吃绿色蔬菜，如：菠菜、油菜、空心菜和香菜等深色蔬菜。儿童如果再摄入过多的高糖分和肉类动物性食物，体质便容易呈现酸性，内热的毛病也会诱发出来。因此，应该让孩子多吃凉性食物，利于生津止渴，除烦解暑，排毒通便。如：苦瓜、丝瓜、黄瓜、菜瓜和甜瓜等；番茄、芹菜、生菜和芦笋等凉性蔬菜；富含钾、钠、钙和镁等成分的杂粮和粗纤维食物；还有一些凉性水果，如西瓜、生梨等。

27. 鉴别地沟油

目前地沟油的监测仍然较难，但我们在日常生活中可以通过一些小技巧来分辨食用油的伪劣，劣质油就有可能是地沟油。

一看透明度、色泽和有无沉淀物：纯净的植物油呈透明状、无色，无沉淀物，而在生产过程中提纯不高，混入了碱脂、蜡质、杂质等物，导致透明度下降，油才会带色，杂质沉淀。

二闻气味：可在手掌上滴一两滴油，双手合拢摩擦，发热时仔细闻其气味。有异味的油，说明质量有问题，有臭味的很可能就是地沟油；若有矿物油的气味更不能买。

三尝味道：口感带酸味的油是不合格产品，有焦苦味的油已发生酸败，有异味的油可能是地沟油。

四听声音：取油层底部的油一两滴，涂在易燃的纸片上，点燃并听其响声。燃烧正常无响声的是合格产品；燃烧时发出“吱吱”声音，水分超标，是不合格产品；发出“噼啪”爆炸声，表明油含水量超标，而且有可能是掺假产品，绝对不能购买。

五问进货渠道：必要时索要进货发票或查看食用油检测报告。

28. 蜡毒大米

所谓蜡毒大米指用不能食用的陈米、发霉米、农药超标米反复研磨后，掺进工业原料白蜡油混合而成的米。识别有四个窍门：

一看"卖相"：蜡毒大米，通过去皮、漂白、抛光、添加矿物油等程序加工处理，其色泽透明，有新米的成色，和合格的大米放在一起，吸引人的眼球，卖相好。

二看"油花"：把少许米放进盛水的盆里，水面高过米层 1~2 厘米，轻轻搅动米粒，水面上漂浮着油花，肯定是掺油毒大米。平常淘米煮饭时可特别留心这一点。

三嗅"香味"：霉变大米色泽发黄、表面粗糙易碎，霉变严重的呈褐黑色、有异味。蜡毒大米米粒细碎、仍有轻微的霉变，虽经处理仍有异味。闻一闻绝无大米的自然香味。

四找"手感"：用手抓一把大米轻轻一搓，有油腻感；且无合格大米的米屑，可以断定为蜡毒大米。

29. 怎么鉴别染色馒头

染色馒头指以甜蜜素代替白糖，加入防腐剂防止发霉，添加色素将白面染色制成的玉米面馒头。签别有四个诀窍：

一看"外表"：合格的玉米面颗粒大，整个玉米馒头色泽不均匀，有的部位黄澄澄的，有的部位颜色淡一些。染色“玉米馒头”颜色纯黄,外表光滑,特好看但“不能吃”。

二看“水色”:将染色馒头掰碎泡入水中,水的颜色变得与馒头的颜色一样,那肯定是“色素馒头”。水的颜色越鲜亮,色素含量越高,毒副作用越大。

三闻“气味”:添加香料的馒头,气味浓得异常,正常嗅觉即可辨别出不同。染了的“玉米馒头”香味刺鼻,玉米味道过浓。合格的玉米馒头仅仅有一种淡淡的清香。

四摸“质感”:玉米粉比普通面粉粗糙,将馒头掰开,取一点点用拇指和食指搓研一下,如果“玉米馒头”与普通面粉馒头质地一样细腻的话,这种“玉米馒头”必假无疑。

农村常见病饮食指导

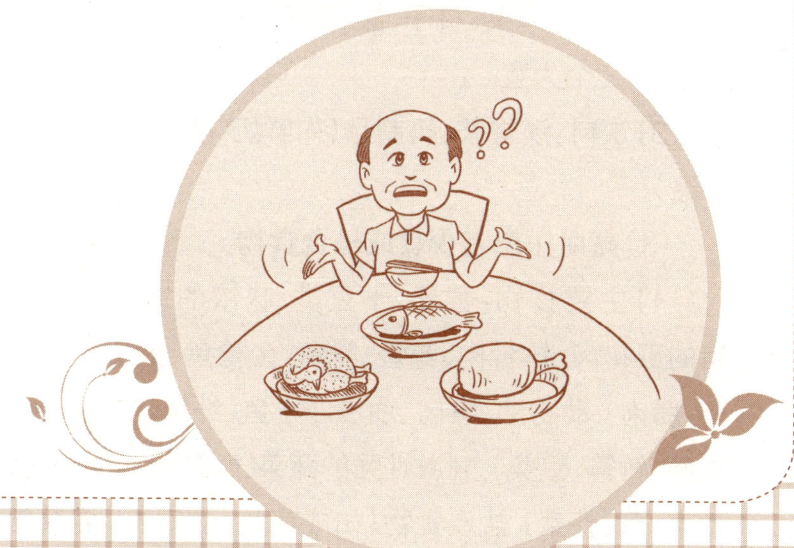

1. 高血压患者该怎么吃

(1)基本原则:少盐、少脂、少糖,多次新鲜蔬菜与水果,适当吃些海产品如海带、紫菜、海鱼等。平时多吃含钾、钙丰富的食品,如海带、牛奶、酸奶、虾皮等。

(2)高血压患者的适宜饮食

1)主要食物:米饭、粥、面类、葛粉、芋类、牛肉、猪瘦肉、淡水鱼、蛋、牛奶、大豆制品(如豆腐、纳豆、黄豆粉、油豆腐)、植物油、菠菜、白菜、胡萝卜、番茄、百合根、南瓜、茄子、黄瓜。

2)水果:苹果、橘子、梨、葡萄、西瓜,但不宜多吃,每日1~2个为宜。

3)饮料:淡香茶、奶制品(如鲜奶、酵母乳、冰淇淋、乳酪)。

(3)高血压患者少食或忌食食物

1)主要食物:蕃薯、干豆类、味浓的饼干类、牛和猪的五花肉、排骨肉、鲸鱼、鲱鱼、金枪鱼、加工品(如香肠、腊肉)、动物油、熏肉、油浸沙丁鱼、纤维硬的蔬菜(如牛蒡、竹笋、豆类)、刺激性强的蔬菜(如香辛蔬菜、芒荽、芥菜、葱、芥菜)、盐浸食物(如成菜类、成鱼子)、酱菜类、香辛料(如辣椒、咖喱粉)。

2）饮料：酒类饮料、咖啡。

（4）高血压病人饮水：以白开水最为宜，可适当饮用淡茶，每日约8杯水（约1500毫升），清晨起床饮1杯温开水最好。

2. 冠心病患者该怎么吃

（1）基本原则：清淡饮食，多饮水，多吃新鲜蔬菜、水果。所谓清淡饮食是一种少盐、少油、少动物性食物的饮食。忌食食物严格控制。

（2）冠心病适宜饮食

1）主要食物：全麦面包、大米、面条馒头、麦片、玉米、红薯、土豆、芋头、豆类制品、蔬菜、菌藻类、猪瘦肉、牛瘦肉和家禽肉、鱼类、植物油、奶类、鸡蛋。

2）水果：金橘、枣、山楂、香蕉、西瓜。

3）饮料：清茶，白开水、无（低）脂牛奶，无（低）脂酸奶、无糖果汁蔬菜、无热量软饮料。

（3）冠心病患者少食或忌食食物

1）主要食物：油条、甜点心、曲奇饼、蛋糕、炸薯条、炸馒头、炸面包、方便面、全脂牛奶、全脂酸奶、甜炼乳、奶酪、排骨、猪蹄、蛋黄、皮蛋、咸蛋、咸菜、腌泡菜、鱼类（包括乌贼、咸鱼、带鱼）。

2）水果：椰子。

3）饮料：酒、低脂巧克力饮料、含糖饮料、巧克力饮料、浓茶。

（4）冠心病患者饮水：多饮水，以白开水或淡茶为主，早晨起床后喝一杯水，半夜饮水也很重要，夜间也可饮水 1~2 次。大部分含糖饮料不适宜饮用。清淡绿茶夏季最好，忌食冷饮和冰水。

3. 动脉粥样硬化患者该怎么吃

（1）基本原则：清淡饮食、严格控制胆固醇的摄入量，量宜少食多餐，每日多吃富含维生素的食物，如新鲜蔬菜和水果等。

（2）动脉粥样硬化患者适宜饮食

1）主要食物：玉米、糙米、粳米、小米、燕麦、大豆和大豆制品等、深海鱼类、贝类、蔬菜、豆腐、马铃薯、荸荠、番茄、冬瓜、南瓜、芝麻、海产品。

2）水果：无花果、猕猴桃、橘子、菠萝、草莓、葡萄等。

3）饮料：牛奶、天然果汁，脱脂牛奶和水、菊花茶、黄酒、葡萄酒、蜂蜜。

（3）动脉粥样硬化患者少食或忌食食物

1）主要食物：动物的内脏（如脑、肝、肾等）、肥肉、各种禽蛋的蛋黄、咸菜、榨菜、酱豆腐、虾、鱿鱼、蚬肉、蟹黄等。

2)水果:醍醐。

3)饮料:白酒、啤酒、饮咖啡、浓茶和含咖啡因的饮料。

(4)动脉粥样硬化患者饮水:多喝白开水,少喝含糖饮料,适量饮茶对此类疾病有益,以清淡为主,忌浓茶、酗酒。适当饮用红葡萄酒,每天不超过100毫升为宜。

4. 心绞痛、心肌梗死患者该怎么吃

(1)基本原则:清淡饮食,少糖,控制饭量,避免暴饮暴食,多吃新鲜蔬菜与水果。

(2)心绞痛、心肌梗死患者适宜饮食

1)主要食物:糙米、粳米、小米、玉米、燕麦、海鱼、瘦猪肉、瘦牛肉、家禽肉、豆类及大豆制品、卷心菜、芹菜茎、茄子、南瓜、黄瓜、苦瓜、番茄、花生、豌豆、核桃、枸杞、榛子、开心果、杏仁。

2)水果:柠檬、山楂、柑橘、石榴、葡萄、苹果。

3)饮料:白开水、酸奶、淡茶。

(3)心绞痛、心肌梗死患者少食或忌食食物

1)主要食物:猪、牛、羊肥肉、动物内脏(如脑、肝、

肠)、猪皮、蟹黄、蛋黄、鱼籽、腊肉及水产品中的螺、鱿鱼、猪油、黄油、羊油、鸡油、冰淇淋、巧克力、奶油、蔗糖、辣椒、胡椒、芥末。

2)饮料:白酒、浓茶、蜂蜜。

(4)**心绞痛、心肌梗死患者饮水:**以白开水最好,也可饮用淡茶水,适量饮水,小便颜色清、无明显异味。清晨起床马上饮用温开水 1~2 杯,对身体有益。

5. 支气管哮喘患者该怎么吃

(1)**基本原则:**根据自己平时身体状况,针对性地选择食品,支气管哮喘患者应掌握食物注意食品的温、热、寒、凉四性对病情的影响选择食物,安排好食谱来,避免误食与身体不相适应的食物,诱发或加重哮喘的发生。清淡饮食、少刺激、不宜过饱、过咸、过甜、忌生冷、酒、辛辣等刺激性食物。

(2)**支气管哮喘患者事宜饮食:**多吃含有维生素 A(如猪肝、蛋黄、鱼肝油、胡萝卜、韭菜南瓜、杏等)、维生素 C(如大枣、柚、番茄、青椒等)及钙质的食物(如猪骨、青菜、豆腐、芝麻酱等)。因为含维生素 A 的食物有润肺、保护气管之功效,含维生素 C 的食物有抗炎、抗防感冒的功能,含钙食物能增强气管抗过敏能力。避免食用产气食物:如瓜类、豆类、面食或甜点。

(3)支气管哮喘患者饮食需辨证：对某些已知会引起过敏、诱发哮喘的食物，应避免食用。所谓“忌口”就是忌“发物”。“发物”一般是指食后能引起旧病复发或新病加重的食物。对于不同的支气管哮喘患者来说发物又是因人而异的。

1）寒性哮喘患者表现呼吸急促，喉中有痰鸣声，咳痰少，颜色白色呈泡沫状，胸闷，面色发紫，口不渴，喜热饮，舌苔发白发黏，或伴有头、怕冷、发热无汗等表现。这类患者宜吃具有温肺、散寒、豁痰、利窍作用的温热性食品（如食物有豆油、酒、醋、生姜、大葱、大蒜、韭菜、芥子、胡萝卜、香菜、荔枝、莲子、核桃、花生、乌梅、杨梅、樱桃、石榴、木瓜、橄榄、李子、栗子、橘子、桃子、羊肉、牛肉、鸡肉、鱼肉等），忌吃生冷性寒之物；忌吃过咸和油腻食品；忌吃海腥和烟酒。

2）热性哮喘者也是呼吸急促，喉中有哮鸣音，但咳黄色黏稠痰，不易咳出，胸闷不安，面色发红，口渴喜饮，好出汗舌红，苔黄腻。这类患者宜吃性冷清热，清肺化痰的食品（如绿豆、赤小豆、豆腐、豆浆、豆豉、苋菜、菠菜、白菜、冬瓜、黄瓜、甜瓜、西瓜、竹笋、芋头、茄子、梨子、香蕉、山楂、菱角、藕、荸荠、柑子、柚子、兔肉、鸭肉、牡蛎、田螺等），忌吃辛辣温燥，性热上火，油煎炒爆之品；忌吃甘肥滋腻和烟酒。

(4) **支气管哮喘患者饮水:**多饮水,以白开水为好,最好不吃含糖分多的饮料。在哮喘发作时,特别是严重发作时,因为张口呼吸,出汗多、饮食少常使患者失水,并使痰液黏稠不易咯出,因此及时补充水分、增加液体摄入量,对于纠正或防止失水,具有十分重要的意义,要鼓励轻症患者多饮水。适度饮用咖啡:1天喝3杯咖啡所产生的扩张支气管作用相当于使用氨茶碱标准用量。

6. 支气管炎、肺炎患者该怎么吃

(1) **基本原则:**以高营养、高热能、高维生素、清淡、易消化为宜,适当吃些富含铁、铜钙的食物(如动物肝、肾、蛋黄、芝麻酱、黄豆、芋头、油菜、茄子等),补充足量的水分。

(2) 支气管炎、肺炎患者适宜饮食

1) 主要食物:鸡蛋、鸡肉、瘦肉、动物肝、肾、蛋黄、鱼类、豆类及其制品、花生、百合、黄豆、芋头、油菜、茄子、萝卜、冬瓜、丝瓜、黄瓜、沙参、玉竹、山药、扁豆、海带、海藻、虾皮、芝麻等。寒冷季节应补充一些含热量高的肉类暖性食品以增强御寒能力,适量进食羊肉、狗肉、牛奶等。

2) 水果:核桃、橘子、梨、柿子、枇杷、荸荠、藕、罗汉果。

3）饮料：白开水、藕粉、果汁、骨头汤、蜂蜜、蛋汤。

（3）支气管炎、肺炎患者少食或忌食食物

1）主要食物：忌油炸及辛辣刺激食物如辣椒、洋葱、生蒜、胡椒粉、食虾、蟹、黄鱼、桂鱼、南瓜、香椿、猪头肉等食物，少吃海腥发物。

2）水果：如桃、杏、李子、橘子等，以免助热生痰。

3）饮料：忌浓茶。

（4）支气管炎、肺炎患者饮水：多饮水，每天2000毫升（约8杯）水以上，可适当多喝果汁，蜂蜜水等。

7. 结核病患者该怎么吃

（1）基本原则：供给充足热量，供给优质足量蛋白，补充含钙的食物，促进钙化。供给丰富的维生素，减少抗痨药物的副作用及帮助钙的吸收。适量补充矿物质和水分，如铁、钾、钠和水分。注意饮食调配，患者不需忌口，做到食物多样化，荤素搭配，还应色、香、味俱全，以刺激患者食欲，增加饮食量。

（2）结核病患者适宜饮食

1）主要食物：小米、小麦、豆类、玉米、乳品、鳗鱼、黑鱼、鳖、乌龟、鸭蛋、猪瘦肉、鸭、老母鸡、花生、莲子、百合、芝麻、橘、青菜、冬瓜、藕、番茄、胡萝卜、萝卜、豆类及豆制品、银耳、菱、黑木耳、海蜇皮、山药。

2）水果：乌梅、梨、柿、大枣、栗、香蕉、西瓜、甘蔗。

3）饮料：蜂蜜、新鲜果汁。

（3）结核病患者少食或忌食食物

1）主要食物：有的结核病人在食用鱼类和海鲜时易发生过敏，导致过敏的鱼类，一般为无鳞鱼类和不新鲜的海鱼、淡水鱼，包括金枪鱼、马条鱼、鱿鱼、沙丁鱼、带鱼、黄花鱼、鲤鱼等，应忌食菠菜、茄子、人参、羊肉、鹅肉、葱、韭、洋葱、辣椒、胡椒、姜、八角、砂仁、茴香等。

2）水果：菠萝、樱桃、荔枝、龙眼。

3）饮料：茶、豆浆、酒。

（4）结核病患者饮水：无特殊限制，牛奶会降低抗结核药的药效，建议少喝或吃抗结核药 1 小时内不喝、禁酒。

8. 食管炎和胰腺炎患者该怎么吃

（1）基本原则：少食多餐，遵循低脂肪，高蛋白，高维生素，高碳水化合物和无刺激性，易消化等原则。

（2）食管炎和胰腺炎患者适宜饮食

1）主要食物：过箩粥、蒸蛋清，少量南豆腐汤食品米粥、素面生、素挂面、素馄饨、面包、饼干（少油）及少量碎软菜低脂食品为主，例如豆制品、蛋白、鱼、瘦肉、米、面、馒头及新鲜蔬菜水果等。蔬果可多吃菠菜、菜心、生菜、萝卜、果冻等糖类食物。

2）水果：苹果、桃子、香蕉、沙田柚。

3）饮料：米汤、稀藕粉、杏仁茶、果汁。

（3）食管炎和胰腺炎患者少食或忌食食物

1）主要食物：不宜吃易产气和致使腹胀的食物，如蕃薯、蚕豆、禁用肉汤、鱼汤、鸡汤、奶类、蛋黄等含脂肪的食物，肥肉、动物油、油炸食物。

2）饮料：酒及酒精饮料、咖啡、浓茶、碳酸饮料。

（4）食管炎和胰腺炎患者饮水：适度饮温开水，禁酒。

9. 急、慢性胃炎患者该怎么吃

急性胃炎发作时应清流质饮食，如米汤、杏仁茶、清汤、淡茶水、藕粉、薄面汤、去皮红枣汤。以咸食为主，尽量少用产气及含脂肪多的食物，如牛奶、豆奶、蔗糖等。严重呕吐腹泻，宜饮糖盐水，补充水分和钠盐。若因呕吐失水，以及电解质紊乱时，应静脉注射葡萄糖盐水等溶液。腹痛剧烈时，应禁食水，禁用生冷、刺激食品，如醋、辣椒、葱姜蒜、花椒等，也不要用兴奋性食品如浓茶、咖啡、可可等，烹调时，以清淡为主，少用油脂或其他调料。饮水：急性胃炎应以大量饮食为主，可适当补充糖盐水。

慢性胃炎患者饮食要求：

（1）**基本原则：**养成良好的饮食习惯，定时进食，注意多吃富含蛋白质、维生素的食物，食用清淡、软、烂、容易消化的食物。

（2）慢性胃炎患者适宜饮食

1）主要食物：粗杂粮如小米、玉米、小豆、标准粉、标准米、牛奶、鸡蛋、嫩菜叶、冬瓜、黄瓜、番茄、土豆、菠菜、小白菜、瘦肉、鸡、鱼、动物内脏、虾、豆制品。

2）水果：红枣、苹果、梨、香蕉、橘子等。

3）饮料：牛奶、豆浆。

（3）慢性胃炎患者少食或忌食食物

1）主要食物：不吃辛辣刺激性强的食物，避免长期进食过热过酸及熏烤食物。要避免引起腹部胀气和含纤维较多的食物，如豆类、豆制品、蔗糖、芹菜、韭菜、辣椒、芥末、红薯、洋葱、南瓜等刺激性强的调味品。不宜吃过甜、过咸、过浓、过冷、过热、过酸的汤类及菜肴，以防伤害胃黏膜，如蔗糖、甜糕点、红薯、尖辣椒、胡椒、芥末、大蒜。同时要避免吃易引起腹胀的食物。

2）水果：柿子、葡萄凤梨、柳丁、橘子等。

3）饮料：忌食烈性酒（其他酒类也应少饮或不饮）、浓茶、咖啡。大量饮用碳酸饮料也会对胃黏膜造成不同程度的损害。

（4）慢性胃炎患者饮水：以温开水为主，避免刺激性饮料，如白酒、咖啡、浓茶等。

10. 胃、十二指肠溃疡患者该怎么吃

（1）基本原则：易消化、含足够热量、适量的脂肪、蛋白质和维生素丰富的食物，营养充足能够改善全身状况，促进溃疡愈合。脂肪不需严格限制。宜定时定量、清淡稀软。

（2）胃、十二指肠溃疡患者适宜饮食

1）主要食物：稀饭、细面条、精白面粉、软米饭、豆浆、瘦肉、鸡蛋、豆腐和豆制品、鱼、嫩黄瓜、嫩茄子、嫩白菜叶、番茄（去皮、籽）、冬瓜、胡萝卜。

2）水果：成熟的苹果、桃梨等。

3）饮料：豆浆。

（3）胃、十二指肠溃疡患者少食或忌食食物

1）主要食物：避免吃油煎、油炸食物以及含粗纤维

较多的芹菜、韭菜、豆芽、火腿、腊肉、鱼干及各种粗粮。忌辛辣刺激如肉汤、生葱、生蒜、辣椒、芥末、胡椒等，以及过甜、过酸、过咸、过热、生、冷、硬等食物，以及土豆、地瓜、生葱、生蒜、生萝卜、蒜苗等，年糕、粽子等糯米类制品，各式甜点、糕饼、油炸的食物及冰品类食物，也不宜食用大量的糖。

2）水果：凤梨、柳丁、橘子等。

3）饮料：浓缩果汁、咖啡、酒、浓茶、啤酒、雪碧、可乐等碳酸饮料。

(4)胃、十二指肠溃疡患者饮水：多以温开水为主，适当饮水，要忌酒、茶、咖啡及碳酸饮料。

11. 肝硬化、脂肪肝患者该怎么吃

(1)基本原则：高热量、高蛋白、高维生素、适量脂肪、易消化食物为主。食物应新鲜可口，柔软易消化，无刺激性。

(2)肝硬化、脂肪肝患者适宜饮食

1）主要食物：瘦肉、鱼、鸡蛋、乳类、青菜、黄瓜、番茄、白菜、卷心菜、萝卜、榨菜、胡萝卜、大蒜。维生素E含量丰富的食物有植物油、核桃、南瓜籽、松子、猴头菇、木耳等。荠菜、番茄、海藻、黄瓜、蘑菇、木耳、银耳、少油的豆制品和面筋。

2)水果：苹果、生梨、香蕉、葡萄、柑橘、龙眼、大枣、荔枝大枣、菠萝、猕猴桃等。

3)饮料：去脂牛奶或酸奶。

(3)肝硬化、脂肪肝患者少食或忌食食物

1)主要食物：肥肉、鱿鱼、猪油、羊油、黄油、奶油等、蛋黄、蚶肉、螃蟹、松花蛋、鱿龟、鲫鱼、辣椒、辣油、大葱、咖喱、味精、芥末、桂皮、茴香等，猪肝、猪肾、菠菜、黄豆、豌豆、豇豆等，石膏、知母、玄参、地黄、马勃、巧克力。油炸、煎、炒及烧烤食物。葱、蒜，姜、辣椒等“四辣”可吃，但不宜多食。燕麦、小米等粗粮不要多吃。

2)水果：水苹果、葡萄、石榴、梨、柚子。

3)饮料：禁止饮酒。

(4)肝硬化、脂肪肝患者饮水：白开水为主，根据尿量及水肿情况，调整喝水量，水分限制在500毫升(约两玻璃杯)左右。

12. 病毒性肝炎患者该怎么吃

(1)基本原则：高蛋白、易消化、低脂肪、富含维生素的食物。饮食要清淡，戒肥腻、肥肉、羊肉辛热动火之物。

(2)病毒性肝炎患者适宜饮食

1)主要食物:米、面等软食物为主,可以多食用大米、小米、玉米及赤豆等制作的粥、馒头,副食可适当进食牛肉、猪肉、蛋类、动物肝脏、鱼、糖、油、牛奶及奶制品、蔬菜、芋类、菌菇类、萝卜、南瓜、豆芽,海带、豆制品、植物油、核桃、葵花籽、花生、芝麻、啤酒酵母、小麦胚芽(原麦)、黄豆、鱼类等。

2)水果:苹果、柑橘、葡萄、梨、椰子、李子、梅子。

3)饮料:果汁、米汤、蜂蜜水、西瓜汁。

(3)病毒性肝炎患者少食或忌食食物

1)主要食物:蛋黄、豆腐、鱼、虾、海鲜、豆奶、牛奶、黄豆等发物尽量,不吃辛辣等刺激性食物如沙丁鱼、姜、灌头、酒、酸性食物,忌食动物性脂肪,如猪肉等,不吃或少吃糖。

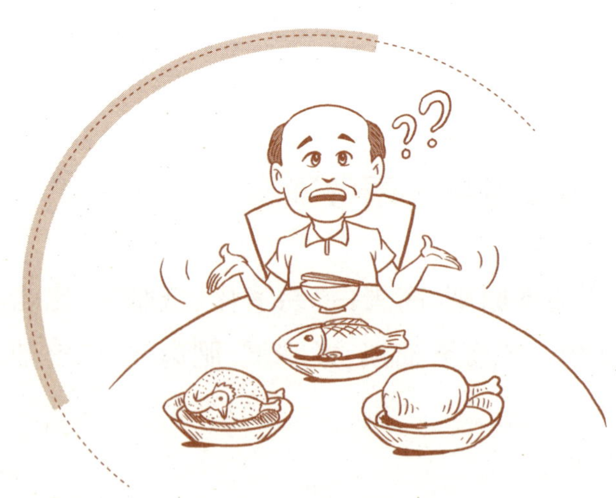

2）水果：黄桃、柑、梨、柚、桂圆、甘蔗、荔枝、苹果。

3）饮料：禁止饮酒，浓茶、咖啡。

（4）病毒性肝炎患者饮水：适量饮水，多喝淡茶，以促进机体代谢及代谢废物的排泄。

13. 长期便秘患者该怎么吃

（1）基本原则：要少食多餐，以高纤维、多胀气、多水分、多脂肪为主，禁忌高糖、辛辣、油煎的食品。多吃富含粗纤维的蔬菜和水果，多喝水。

（2）长期便秘患者适宜饮食

1）主要食物：玉米、小米、高粱、小麦、燕麦、木薯、番薯、竹薯、甘薯、土豆、芋头、黄豆、青豆、绿豆、赤豆、豌豆、蚕豆、花生油、芝麻油等。

2）水果：胡桃、甜杏仁、梨、无花果、香蕉、桑葚、甘蔗、西瓜、甜瓜等。

3）饮料：适量饮茶、蜂蜜。

（3）长期便秘患者少食或忌食食物

1）主要食物：栗子、莲子、芡实、高粱、豇豆、大蒜、辣椒、茴香、花椒、白豆蔻、草豆蔻、肉桂、炒蚕豆、炒花生、炒黄豆、爆玉米花、炒米花、辣椒、咖喱等。

2）水果：苹果、山楂、乌梅等水果大都含有较多的鞣酸，具有收敛作用，便秘患者应少吃。金橘、柠檬、橘子、大杨梅、菠萝、石榴等酸性水果应少吃。

3）饮料：白酒、浓茶、咖啡。

（4）长期便秘患者饮水：多饮水及果汁软化粪便，每日至少喝 8 杯水，尤其在食用高纤维食品时，更应注意保证饮水，晨空腹饮加少量食盐的温开水 300 毫升，其效极佳。另外每天清晨空腹时喝 1~2 杯淡盐水，也对缓解便秘有利。忌喝白酒，咖啡等刺激性饮料。

14. 脑中风患者该怎么吃

（1）基本原则：以低盐、低脂、低淀粉、低胆固醇、高纤维素与高矿物质为原则。

（2）脑中风患者适宜饮食

1）主要食物：玉米、小米、燕麦、荞麦、大麦、大豆、高粱、标准粉、糙米等、牛肉、瘦猪肉、鸡、鱼、兔、鹌鹑蛋、淡菜、豆芽、芹菜、韭菜、菠菜、大白菜、空心菜、黄瓜、冬瓜、番茄、萝卜、茄子、木耳、银耳、香菇、干蘑菇、冬菇、荸荠、洋葱、蒜、紫菜、海带、海蜇、海参、虾米、花生、核桃仁、芝麻酱等。

2）水果：葡萄、杨桃、桂圆、苹果、枣、香蕉、猕猴桃、核桃、葵花籽、柑橙、橘子、杏、桃等。

3）饮料：常饮用脱脂牛奶和绿茶最好，也可饮用浓米汤、豆浆、牛奶、新鲜蔬菜汁、果汁，少量饮酒，每日约半两。

(3)脑中风患者少食或忌食食物

1)主要食物:不宜吃含盐重的菜品或腌制品如咸肉、咸菜,不宜吃含油脂过高的食物如肥肉、猪油、脑、动物内脏;少吃油炸、油煎或油酥的食物,及猪皮、鸡皮、鸭皮、鱼皮等。不宜吃甜食,少吃鸡汤、肉汤,对大脑有益。

2)饮料:大量饮酒、浓茶、咖啡及刺激性强的调味。

(4)脑中风患者饮水:以白开水最好,适当饮用蔬菜汁或水果汁,每日补水在 1500 毫升(约 5 杯),每天清晨空腹时喝 1~2 杯温开水,有利于减少血黏稠度,较少中风复发。

15. 糖尿病患者该怎么吃

(1)基本原则:低糖、低脂肪、高蛋白、高纤维素食品,常吃豆制品。总量控制。

(2)糖尿病患者适宜饮食

1)主要食物:玉米面、荞麦面、大米、小米、高粱、薏米、杂豆、菜豆、黄绿豆、扁豆、玉米碴、黑芝麻、葱、南瓜、空心菜、白菜、油菜、菠菜、菜花、韭菜、芹菜、青椒、冬瓜、丝瓜、茄子、莴笋、银耳、百合、莲子、茯苓、核桃仁、荸荠、枸杞子、海带、马齿苋。

2)水果：番茄、黄瓜、桃、荔枝、杨梅、樱桃、柚子、梨等新鲜水果，少量食用。

3)饮料：凉开水泡茶。少量黄酒或干红葡萄酒。

(3)糖尿病患者少食或忌食食物

1)主要食物：花生、韭菜、蒜苗、辣椒、姜、胡椒、香菇、茴香等；肉类中的狗肉、驴肉、羊肉、鹿肉等；海鲜中的带鱼、螃蟹、蚶等。

2)水果：葡萄、橘子、海棠、香蕉含糖分多的水果。

3)饮料：含糖分高的饮料、碳酸饮料、咖啡、大量饮酒。

(4)糖尿病患者饮水：多喝白开水，可用冷开水泡茶，有益降血糖，可以喝点黄酒、干红，一般一天不超过2两。绝对不能喝烈性酒，或者喝大量啤酒(一天不超过一个易拉罐)。凡是含糖的红葡萄酒和白葡萄酒均不适合糖尿病人饮用。

16. 甲状腺功能亢进症患者该怎么吃

(1)基本原则：高热能、高蛋白、高碳水化合物、高维生素饮食，以补偿其消耗，改善全身的营养状态。忌碘饮食，适量补充钙、磷。

(2)甲状腺功能亢进症患者适宜饮食

1）主要食物：米饭、面条、馒头、粉皮、马铃薯、南瓜、各种动物食物，如牛肉、猪肉、鱼肉、果仁、新鲜蔬菜、坚果（花生、瓜子、松子、腰果、杏仁等），动物内脏、蛋黄、胡萝卜、豆类食品，淡菜红薯、芋头、必要时应及时补充B族维生素，维生素A、维生素D、维生素C等。深绿色叶菜类、骨头汤是最好的钙的营养来源。

2）水果：各种新鲜水果及富含钙、磷的食物。

3）饮料：藕粉牛、奶制牛奶品。

（3）甲状腺功能亢进症患者少食或忌食食物

1）主要食物：糠麸、卷心菜、萝卜、黄豆、竹笋、包心菜、玉米、核桃、花生、苏子、姜、辣椒、桂皮等，忌用含碘食物，忌食海产品、加碘食盐等。

2）水果：苹果。

3）饮料：禁用咖啡、浓茶和刺激性饮料如咖啡、酒类。

（4）甲状腺功能亢进症患者饮水：因患者出汗较多，需多饮水，补充丢失的水分，每日饮水量3000毫升（约10杯水）以上。以白开水为主，适当补充牛奶或奶制品。

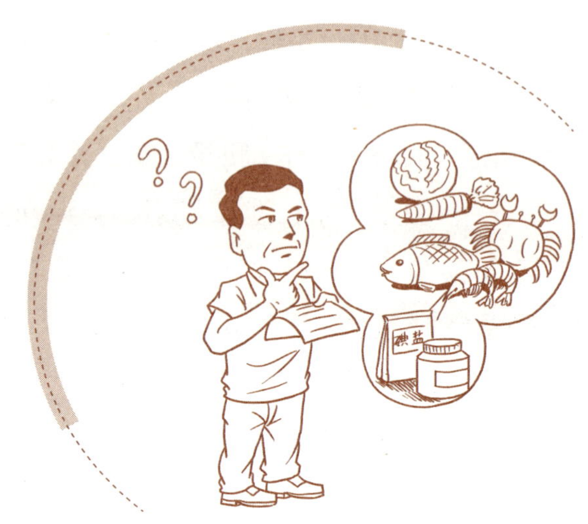

17. 痛风患者该怎么吃

(1)基本原则：合理的饮食控制；充足的水分摄入。

(2)痛风患者适宜饮食

1)主要食物：大米、米粉、小米、糯米、大麦、小麦、荞麦、富强粉、面粉面包、面条、馒头、麦片等。选择不含嘌呤或嘌呤含量很少的食物，如酸奶、炼乳、鸡蛋、鸭蛋、皮蛋、猪血、猪皮、海参、海蜇皮等。蔬菜的选择：白菜、卷心菜、芥菜、芹菜、青叶菜、空心菜、芥蓝、茼蒿、韭菜、苦瓜、冬瓜、南瓜、丝瓜、西葫芦、菜花、茄子、豆芽、青椒、萝卜、番茄、鲜蘑、四季豆等。黄瓜，花生、杏仁、核桃、栗子、枸杞、海藻等。

2）水果：橙、橘、苹果、西瓜、梨、桃、哈密瓜、香蕉、红枣等。

3）饮料：牛奶、奶粉、蜂蜜、矿泉水、苏打水、可乐、汽水、麦乳精、茶、果汁、咖啡、可可、果冻等。

（3）痛风患者少食或忌食食物

1）主要食物：动物内脏（肝、肠、肾、脑）、海产品（鲍鱼、蟹、龙虾、三文鱼、沙甸鱼、吞拿鱼、鲤鱼、鲈鱼、鳟鱼、鳕鱼）、贝壳类、肉类（牛、羊、鸭、鹅、鸽）、黄豆食物、扁豆、菠菜、椰菜花、芦笋、蘑菇、浓汤、麦皮。高嘌呤食物：豆苗、黄豆芽、芦笋、香菇、紫菜海产类；仓鱼，鲱鱼、牙带鱼、多春鱼、海参、瑶柱、蚝、虾等。花生、腰果、菠菜、龙须菜、蘑菇、香椿、花菜、青芦笋、豆苗之类，因含嘌呤较多，也应忌食辣椒、大蒜、洋葱、花椒、茴香。

2）水果：柠檬、杨梅、石榴、荔枝、桂圆、杏。

3）饮料：各类酒及啤酒。

（4）痛风患者饮水：大量喝水，每日应该喝水2000~3000毫升（约8~10杯），促进尿酸排除。戒酒。

18. 尿路结石患者该怎么吃

（1）基本原则：尿路结石患者的“一多五少”饮食调养原则，即多水、少嘌呤、少维生素C、少钙、少盐、少草酸。

(2)尿路结石患者适宜饮食

1)主要食物:多食用米、面等呈酸性食物,以减少磷酸盐及碳酸盐结石的发生。多吃新鲜蔬菜(蔬菜食品),增加维生素 A、维生素 C 的摄入。

2)水果:西瓜、梨等。

3)饮料:白开水。

(3)尿路结石患者少食或忌食食物

1)主要食物:高嘌呤食物有:猪肉、牛肉和猪肝、猪肾等动物内脏以及各种肉汤。蔬菜类包括豌豆、扁豆及其他豆类、菜花、龙须菜等。强烈的香料及调味品(调味品食品)等,均不宜食用。忌食含钙丰富的食品,如黄豆、豆腐等。含磷高的食物有动物蛋白、动物内脏及脑髓等,应少吃避免服大量的维生素 C。高草酸食物包括菠菜、甜菜、辣椒、果仁等。其他还有巧克力、无花果、青椒等。

2)水果:柿子。

3)饮料:酒类和含酒精的饮料、浓茶、咖啡、牛奶。

(4)尿路结石患者饮水:人饮水应适量:保证体内足够的水分,是预防尿结石的重要措施之一,饮水量一般每天 2500 毫升(约 8 杯)足够了,饮用太多易增加泌尿系统的负担。

19. 急慢性肾炎患者该怎么吃

肾炎是一种常见的肾脏疾病，主要分为急性和慢性两种，既然是肾脏，那肯定与饮食有着不可分割的关系。

适宜急性肾炎的食物：

（1）主要食物及豆类的选择小米、高粱米、蚕豆、赤小豆、玉米面、大米、麦淀粉等。

（2）肉蛋奶的选择鲤鱼、鲫鱼、黄鱼、青鱼、黑鱼、银鱼、猪肉、猪肾、乌鱼、鸡肉、鸭肉等；胆固醇高者应以补充鱼类优质蛋白为主。

（3）蔬菜的选择冬瓜、黄瓜、胡萝卜、荠菜、生菜、青椒、西葫芦、茄子、白菜、金针菜、菜花、莴笋、卷心菜、番茄、丝瓜、空心菜、茭白、笋、马兰头、山药、莲藕、草菇、紫菜、荸荠等。

（4）水果的选择西瓜、甜瓜、葡萄、柑、橘、猕猴桃、草莓、菠萝、橄榄、李子、苹果等。

适宜慢性肾炎的食物：

（1）主食及豆类的选择大米、小米、绿豆、薏米、燕麦、玉米、高粱，面粉尤其是含麦麸高的面粉。

（2）肉蛋奶的选择鸭肉、鸡肉、鱼肉等。

(3)蔬菜的选择冬瓜、黄瓜、芥菜、胡萝卜、生菜、鲜藕、青椒、苋菜、茄子、莴笋、黄花菜、紫菜、空心菜、番茄、山药、荸荠、香菇等。

(4)水果的选择西瓜、甜瓜、葡萄、橘、柑、猕猴桃、草莓、菠萝、桃、桑葚、苹果、香蕉等。

急性肾炎的饮食禁忌：

(1)忌辛辣刺激性食物如：辣椒、胡椒、芥末、咖喱等。多用味精会引起口渴而欲饮水，故味精亦应少用。

(2)忌含氮浸出物，肾炎病人因肾功能不好，对氮元素的排出不能及时完成，氮元素作为机体代谢废物之一，在肾功能减弱的情况下，应减少含氮物质的摄入，此类物质为无药膳协同配伍的单纯鸡汤、鸭汤、鱼汤、猪肉汤等。忌食食物主要有咸菜、咸蛋、酱菜、腐乳、馒头(加苏打或碱)、海鱼、猪头肉、菠菜、辣椒、胡椒、芥末、咖喱等。

慢性肾炎的饮食禁忌：

(1)限制食盐忌食咸菜、酱、豉、腌制制品。

(2)忌植物蛋白质植物蛋白质中含大量嘌呤碱，能加重肾脏中间代谢的负担，故不宜食用，如黄豆、绿豆、蚕豆、豆浆、豆腐、豆芽等。

(3)忌辛辣刺激性食物多种香料、胡椒、辣椒、咖喱、葱、大蒜、胡椒、生姜、芥末等对肾脏有刺激作用，应禁用。

(4) 忌含有高嘌呤食物如：猪头肉、沙丁鱼、鸡汤、牛肉汤、芹菜、菠菜、花生等。

(5) 忌食草酸钙高的蔬菜如竹笋、韭菜、茭白等。

(6)禁食高磷食物。最近日本和美国一些学者提出：慢性肾炎患者禁食含磷食物，可控制血清肌酐和血液尿素氮的上升，已引起学术界的普遍关注，可供临床探讨。禁食蛋黄、鱼籽、脑等。

20. 尿道感染患者该怎么吃

尿道炎是一种比较常见的生殖感染疾病，虽然男性的患病概率要比女性小，但对男性造成的危害并不小，如果久治不愈，会直接影响男性的生育，所以一定要做好保健工作。患了尿道炎，在饮食上应注意多吃清淡、富含水分的食物，如各种新鲜蔬菜、汤类以及各种水果。多吃具有清热解毒、利尿通淋作用的食物，如荠菜、马兰头、冬瓜等。多饮水，每天 1500~2000 毫升，增强利尿作用及肾脏的免疫功能。禁食葱、韭菜、蒜、胡椒、生姜等辛辣的刺激性食品，忌烟、酒，总食温热性食物，如羊肉、狗肉和油腻食物等。尿道炎是一种很容易复发的疾病，因此，患者在治疗的同时，一定要注意饮食禁忌：

（1）辛辣刺激食物：重口味的食物会使尿路刺激症状加重，排尿困难，有的甚至引起尿道口红肿，还可使炎症部位充血肿痛。

（2）避免食用发物：如猪头肉、鸡肉、蘑菇、带鱼、螃蟹、竹笋、桃子等都对尿道炎症发热有加重病情的作用，因此应该避而远之。

（3）酸性食物：像猪肉、牛肉、鸡鸭肉、蛋类、鲤鱼、牡蛎、虾，以及面粉、大米、花生、大麦、啤酒等酸性食物都不宜食用过多。

（4）胀气的食物：专家指出，像一些牛奶、豆浆、蔗糖等会致使男性出现小腹胀痛的症状，而腹胀亦会使排尿更加困难。

21. 前列腺疾病患者该怎么吃

患了前列腺炎疾病首先要戒酒，酒可引起局部血管扩张，饮酒会导致血管扩张充血，炎症扩散。适合前列腺炎患者的饮食：干果、杂粮：红豆、绿豆、南瓜籽、葵花籽、薏米、核桃仁、芝麻等这些食物含有丰富的微量元素和大量B族维生素，有着良好的营养作用，并具清热、降火、杀虫、润肠等功用，能够杀灭细菌，通便逐滞，使前列腺腺管畅通，炎症消除。西瓜、香瓜、葡萄、猕猴桃、甘蔗、荸荠、冬瓜、黄瓜等，此类食物大多味甘性凉，具有利尿通淋之功，能清热解毒，化湿利水，起到抑制炎症的作用。保健饮品、草药：如花粉、绿茶、蜂蜜，以及草药中的鲜芦根、鲜茅根、鲜竹叶等草药煎汤服用对前列腺炎有很好的作用。在蜂蜜中，以槐花蜜为好。前列腺炎患者日常生活中应当多吃抑制炎症的食物，如西瓜、香瓜、猕猴桃等水果，此类水果具有通淋利尿的功能，对前列腺炎疾病有缓解的功效。饮食中也应注意补充具有补肾助阳，和利尿作用的食物，如鹿肉、羊肉、虾、鲤鱼、冬瓜、赤豆、银耳、枸杞子、茯苓、鲜茅根等食物。还应注意禁烟酒，不吃辛辣等刺激性食物，性生活不宜过频等。

前列腺炎饮食患者要禁忌：

(1)辛辣食品，如大葱、生蒜、辣椒、胡椒等刺激性食物会引起血管扩张和器官充血，某些患慢性前列腺炎的病人有吃辛辣的饮食习惯，常常在疾病症状较重时能够节制，但症状缓解时又故态复萌，这也是引起前列腺炎迁延难愈的重要原因。

(2)红肉：研究表明，日常肉类消费，特别是猪肉，可有3倍的前列腺增大风险，不吃红肉可有助于改善前列腺健康。

(3)酒精、咖啡、牛奶少量,最好不饮用。

22. 贫血患者该怎么吃

贫血是一系列疾病,应该首先到医院明确病因,积极治疗。部分贫血病人可通过饮食进行治疗。

(1)缺铁性贫血:需补充含铁丰富的食物。这类食物有:猪肝、牛肝、鸡鸭肝、猪腰、猪肚、牛腰、牛肺、牛肉汁、蛋黄粉、银鱼干、黄鱼干、鱿鱼、海蜇、虾米与虾仁等;菠菜、油菜、荠菜、金针菜、韭菜、芹菜、豆腐皮、豆腐干,以及桃、橘、枣等。以上食物以猪肝、牛肝、鸡鸭肝最佳。

(2)叶酸和维生素 B_{12} 缺乏性贫血:应补充动物肝及肾、瘦肉、绿叶蔬菜等。

(3)蛋白质供应不足引起的贫血:应补充瘦猪肉、鸡、鸭、牛羊肉,以及豆类制品。

需要说明的是,贫血患者的胃肠功能一般处于低下状态,补充食物时应逐渐增加,以免加重胃肠道负担,引起消化吸收不良。

贫血者最好不要喝茶,多喝茶只会使贫血症状加重。因为食物中的铁,是以 3 价胶状氢氧化铁形式进入消化道的。经胃液的作用,高价铁转变为低价铁,才能被吸收。可是茶中含有鞣酸,饮后易形成不溶性鞣酸铁，从而阻碍了铁的吸收。其次，牛奶及一些中和胃酸的药物会阻碍铁质的吸收，所以尽量不要和含铁的食物一起食用。

23. 常见皮肤疾病患者该怎么吃

一般而论，不管是感染性的还是非感染性的皮肤病，只要皮肤上有炎症病变或瘙痒症状，为了减轻发炎和痒感，均应禁吃鱼、虾等海味及鸡蛋、腌腊味、动物油、蚕豆、豌豆、笋类及其罐头食品等。

(1)脂溢性皮炎：表现为头皮刺痒、鳞屑多、面颊、耳后及背后等处常有油性皮屑，其发病与皮脂分泌过多、消化不良和维生素缺乏有密切关系。因此，病人的饮食应该禁忌肥肉、奶油等高脂肪食物，少吃酒、辣椒和糖果，多吃新鲜蔬菜。

(2)瘙痒症：多见于老人和体质虚弱者，常见皮肤剧烈瘙痒感、干燥，而皮肤表面并无疹子出现，中医认为这是“血虚生风”所致。因此在饮食方面应尽量避免辛辣和含有香料的刺激性食物，对烟、酒、浓茶、咖啡等应禁忌。

(3)荨麻疹：俗称风疹块，表现为皮肤上出现大小不等的红色或瓷白色疹块，常突然出现，又迅速消退，可反复发作，瘙痒难忍。除了应避免冷、热、日光的刺激，防止蚊、虱、毛虫叮咬以及荨麻、漆树等接触外，还应忌吃鱼、虾、蟹、牛奶、蛋、酒、杨梅等容易导致人体过敏的食品。

(4) 婴儿湿疹：俗称奶癣，一般是因为婴儿对鸡蛋蛋白、鱼和牛奶过敏所致。乳母可暂时少吃或不吃鸡蛋、牛奶、海味和辣椒等食品。

24. 青光眼患者该怎么吃

(1) 基本原则：饮食上不需要特殊忌口，但要做到合理饮食。患者的饮食宜清淡些为佳，要避免高脂肪、高糖等食物，少吃辣椒等刺激性食物，不要吃容易口渴的油炸食物。

(2) 适宜饮食

1) 主要食物：适量猪肉、牛肉、鱼、粗粮、植物油等，多吃枸杞、花生、核桃、黄花菜、佛手、桂圆、红枣、茯苓等补益肝肾的食品。应增加富含粗纤维食物的摄入，多吃富含维生素 A、B 族维生素、维生素 C、维生素 E 的食品，如新鲜蔬菜、水果，多食赤豆、薏米、冬瓜、丝瓜、金针菜等利水食物润肠食物。青光眼患者常有便秘症状，这对机体很有害，可引起自体中毒，能溶解血管内皮及细胞间质，影响正常的血液循环，可促使眼内房水分泌增加而致眼内压升高。可多服蜂蜜、麻油、菜油等植物油，以改善肠道的润滑度。

2）水果：多食香蕉、萝卜、番茄、梨、柠檬、柑橘、西瓜、香瓜等瓜果以通便。

3）饮料：蜂蜜水、茶。

（3）少食或忌食食物：青光眼患者的饮食要有规律，不暴饮暴食，进食不宜过饱，速度宜慢，这对稳定血管、神经和内分泌系统都有益处。不宜食用葱、姜、蒜等辛辣食品。

（4）饮水：青光眼病人不可在短时间内饮大量水分，包括饮料、牛奶等；还有一些饮料，如咖啡、浓茶等，对神经系统容易产生兴奋作用，也不宜大量饮用。

25. 女性疾病患者该怎么吃

（1）痛经：凡于经期或行经前后，发生下腹部疼痛甚或痛引腰骶，以致影响工作及日常生活者称为痛经。

1）适宜饮食：宜多食含维生素 E 丰富的食物，如谷类、植物油、麦胚油、海藻、贝类、豆类、肉蛋奶类。根据痛经的不同，多食具有温通、顺气、化瘀、补虚作用的食物。温通食物有荔枝、海马、生姜、茴香、花椒。顺气食物有：橘皮、柚子。化瘀食物有：桃仁、米酒。补虚食物有：核桃、荔枝、山药、乌骨鸡、海参等。

2）少食或忌食食物：行经期忌生冷寒凉食物，如冷饮、生冷瓜果、寒凉青菜、生拌瓜菜等。热性痛经忌食辛辣刺激、燥热行血的食物。

（2）白带异常（带下病）：白带是由阴道黏膜分泌物、宫颈腺体及子宫内膜的分泌物混合而成，其分泌与雌激素的水平有关。正常白带为少量乳白色、无气味、稀糊状液体，如果在量、色、性状及气味方面发生变化，则为白带异常，应该到医院就诊检查。

1）适宜饮食：宜补充营养，增强体质，多吃牛奶、鸡蛋、豆浆、瘦肉、动物内脏等。宜多吃具有健脾祛湿作用的食物，如山药、扁豆、莲子、白果、薏米、蚕豆、绿豆、黑木耳、豇豆、核桃仁、淡菜、芹菜、芡实。黄带、血性白带为湿热，宜多喝汤水、饮食清淡，多吃新鲜蔬菜：芹菜、冬瓜、苋菜、西瓜、马兰头、绿豆、赤小豆、荸荠、紫菜、马齿苋、蚕豆花、绿豆、木耳、鲜藕等。

2）少食或忌食食物：忌肥甘厚味及甜腻食品，如肥肉、海腥、糯米滋粑等，以免留湿生痰。忌煎炒、油炸类燥热性食物。忌葱、蒜、姜、辣椒、酒等刺激性食物。

（3）妊娠呕吐：有部分孕妇在妊娠6周左右出现严重频繁的呕吐，严重者不能进食、进水，以致营养受到严重影响，称为妊娠呕吐。轻症者，表现为反复呕吐、厌食、挑食、软弱无力，重症者呕吐发作频繁，应到医院就诊治疗。

1）适宜饮食：饮食宜清淡、易消化、富有营养，供给充足的糖及维生素，主食以烂饭、馒头、粥、烂面条汤为主，辅以面包、饼干、果汁、蜂蜜、果酱点心、蔬菜、水果等。反应较轻时适当吃些蛋、肝、瘦肉、鱼虾、豆制品等富含蛋白质的食品。宜多吃牛奶、瘦肉、豆浆、豆制品、猪心、猪肝、白菜、菠菜、萝卜、番茄、橘子、梨、柿子、橄榄、鲤鱼、生姜、红糖、扁豆、陈皮、橙子、西瓜汁、绿豆、芦根。

2）少食或忌食食物：忌酒及强烈刺激品。忌肥肉、坚果等油腻及不易消化食物。忌产气和含粗纤维多的食物，如薯类、多纤维蔬菜。

（4）产后出血：分娩24小时内，阴道出血超过400毫升，即为产后出血。产后24小时以后发生的出血则称为晚期产后出血，多发生于产后1~2周。少数为急剧大量出血应到医院就诊。

1）适宜饮食：子宫收缩不良宜多食鲤鱼、鸡蛋、百合、韭菜、荷叶蒂、荠菜等。胎盘滞留或有瘀血者宜多吃芸苔、赤砂糖等。产道损伤或有血热表现者宜多吃泥鳅、黑大豆、干冬菜、杨梅、荠菜、金针菜、甜菜、鲫鱼等。各类型出血均宜多吃富含维生素 E 的食物，如小麦芽油、棉籽油、花生油、豆油等植物油，小米、玉米等全粒粮谷，菠菜、莴苣、甘蓝等绿色蔬菜，牛奶、鸡蛋、动物内脏、肉类、鱼类、胡萝卜、甘薯、土豆、青豆、番茄、香蕉、苹果。

2）**少食或忌食食物：**忌辛辣刺激性食物。忌生冷、寒凉食物。忌烟、酒。

（5）**产后缺乳：**在正常生理情况下，产后 3~4 天，乳房开始分泌乳汁，即可哺乳，如因各种原因，产后 1 周后仍无乳汁分泌，或虽有泌乳，但乳汁甚少，不能满足婴儿的需要，则为缺乳症。合理的饮食营养和饮食催乳，是十分重要的。

1）**适宜饮食：**宜进食营养丰富、易消化食物，汤水要充足，保证供应充分的热量、蛋白质、脂肪、铁、维生素、水分。宜多吃瘦肉、豆制品、蛋类、猪蹄、猪肝、猪心、鱼类、赤豆、豌豆、金针菜、茭白、莴苣、丝瓜、花生、芝麻、鲤鱼、鲫鱼、虾、鲢鱼等。

2）**少食或忌食食物：**辛辣刺激性食物，如葱、蒜、花椒、辣椒、桂皮等。忌烟、烈性酒。

（6）**更年期综合征：**更年期妇女因卵巢功能衰退直至消失，引起内分泌失调和植物神经紊乱的症状，称为更年期综合征。此病的病因与卵巢功能减退、体质、健康状态、社会环境、神经精神因素有关。症状表现多样，主要有月经紊乱、潮热、高血压、心悸、假性心绞痛、头痛、眩晕、失眠、耳鸣、恐怖感、记忆力减退、判断力不准、喜怒无常、食欲不振、恶心、呕吐、便秘、腹泻、腹痛、关节痛。但体检无特殊发现。

1）适宜饮食：宜吃具有安神降压的食物，如猪心、芹菜、红枣、山楂、酸枣、桑葚。宜多吃富含B族维生素的食物，如粗粮（小米、玉米、麦片）、蘑菇、香菇、动物肝、肾、瘦肉、牛奶、蔬菜、水果等。宜用植物油烹调，如豆油、葵花籽油、芝麻油、玉米油、花生油。宜多吃新鲜蔬菜和水果、菠菜、甘蓝、油菜、番茄、胡萝卜、黑木耳、山楂、橘子、鲜枣、香蕉、梨、苹果等。

2）少食或忌食食物：忌辛辣刺激性食物，如酒、咖啡、茶、葱、蒜、辣椒、胡椒等。忌高脂肪、高胆固醇食物：动物肥肉、鱼子、蛋黄、内脏。忌咸肉、咸蛋、咸菜等过咸食物。

（7）外阴瘙痒：外阴瘙痒是由多种原因引起的一种症状，瘙痒多发生在阴蒂、小阴唇区，重者可波及到整个外阴部及肛门周围。婴幼儿、成年、老年妇女均可见，但大多数为更年期妇女。瘙痒程度不一，重者坐卧不安，影响工作、生活和睡眠。应到正规医院治疗。

1）适宜饮食：滴虫性阴道炎宜多吃大蒜、洋葱、萝卜、桃、樱桃等。霉菌性阴道炎宜多吃大蒜、桉叶。老年性阴道炎宜多吃海参、乌贼、鲍鱼等。外阴湿疹宜多吃海蛤、薏米、油菜、核桃、地耳。阴疮、溃疡宜多吃鲥鱼、海蜇、薏米、无花果等。

2）少食或忌食食物：忌烟、酒及辛辣刺激性食物。忌羊肉、鹅、公鸡等发物。

26. 各类常见手术后患者该吃什么

手术后何时开始进食、采用何种饮食要根据病人的具体情况而定。一般情况下，小手术后没出现不良反应者，手术后即可进食；局部麻醉下手术者，如手术后无任何不适反应，可根据病情安排饮食；做全身或半身麻醉大手术者，需待清醒后 3~4 日，在无胃肠不良反应的情况下才开始少量进食。手术后病人经 1~2 日试食，如无不适反应，可逐渐增加进食量，并向普通饮食过渡。腹部手术的病人要等肛门排气或解大便后方可进食。

通常，手术后第一阶段的饮食以清流食为主，病人可进米汤、藕粉、果汁、去油瘦肉汤、蛋花汤等；经 1~2 日后，随着病情的稳定，病人饮食可进入第二阶段，进食牛奶、豆浆、酸奶、黄蛋羹、杏仁茶等流质；如病人进食流质后无不良反应，则饮食可进入第三阶段，进食龙须面甩蛋花、蛋花粥、馄饨、面包、蛋糕、菜泥、肝泥等；5~6 日后，病人的饮食可进入第四阶段，进食软饭、肉类制作的软菜、馒头等。总之，手术后病人的饮食要以“高热量、高蛋白质、高维生素、低脂肪、易消化”为原则。尤其需要注意的是，维生素不易从食物中得到，必要时可用药物补充。

27. 肿瘤患者该怎么吃

(1)基本原则：①日常饮食要定时、定量、少食多餐以减少胃肠道的负担。②多吃含维生素 A、维生素 C、维生素 E 的食品，多吃绿色蔬菜和水果。③坚持低脂肪、高蛋白质，易消化的食物。④食物要新鲜，不吃发霉变质的饮食。⑤要保持大便通畅，便秘病人应吃富有纤维素的食物及每天喝一些蜂蜜。⑥主要食物应包括：牛奶、鸡蛋、豆浆、藕粉、果汁、菜汁、瘦肉泥、肝泥等。

(2)少食或忌食食物：①忌烟、酒。②忌暴饮暴食、油腻食物，忌盐腌、烟熏、火烤和油炸的食物，特别是烤糊焦化了食物。③忌葱、蒜、花椒、辣椒、桂皮等辛辣刺激性食物。可放少许做调料。④忌霉变、腌醋食物，如霉花生、霉黄豆、咸鱼、腌菜等。⑤忌多骨、多刺、粗糙坚硬、黏滞不易消化及含粗纤维食物。⑥忌味重、过酸、过甜、过咸、过冷、过热及含气过多食物。⑦腹水忌多盐多水食物。⑧凝血功能低下，特别是有出血倾向者，忌蝎子、蜈蚣以及具有破血作用的食物和中药。⑨忌长期、大量进食所谓“抗癌食物”。

(3)放疗时吃什么好：放疗期间或放疗后，出现放射反应，口干舌燥，应吃滋阴养液生津的食物。如藕汁、绿豆、西瓜、雪梨、茅根等。特别注意尽量不要吃辛温助热的食物，如麻辣食品，如狗羊肉等。

(4)化疗时吃什么好：①食欲不振：化疗期间或化疗后，由于化疗药物的胃肠道反应，病人常常没有胃口，看见食物就想呕吐，且吃下去后又不容易消化。饮

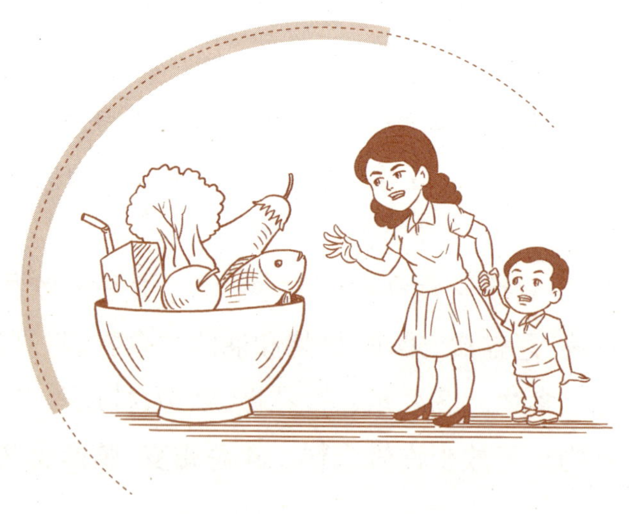

食应注意少食多餐，想吃的时候马上吃，不想吃的时候，不要勉强进食。饮食物以健脾胃，促消化为主。如薏米、大枣、淡水鱼、扁豆、萝卜等；②白细胞低下：可吃猪肝、瘦肉、大枣、蘑菇、核桃、桂圆肉（不能生吃，一定要吃经过加工的）。

28